本当はこわい排尿障害

高橋知宏
Takahashi Tomohiro

目次

図版作成／ＭＯＴＨＥＲ

はじめに

いまから15年くらい前、私が50歳のときでした。

ある女性の患者さんの膀胱《ぼうこう》を検査していたら、膀胱に溜《た》まっていたおしっこが勢いよく飛び出し、それをもろに頭から浴びたのです。泌尿器科の医者だから、患者さんのおしっこで手や腕が濡《ぬ》れることは何度もありましたが、頭から全身にびっしょり浴びたのは初めてでした。

いわゆる「雨男」なので雨に濡れることがよくあり、水に濡れる運命だと思っていたのですが、その水は何を隠そう、実はおしっこだったと、そのとき心底から悟ったのです。雨に濡れる雨男というのは上っ面のことで、本当の姿は、おしっこを浴びて、ずぶ濡れになって仕事をする人間だった。

やっぱり泌尿器科の医者が天職なのだと、ようやく人生の定めを知ったのです。医者になってほぼ25年がすぎていました。

これといった趣味がなく、部屋にこもって好きな本を読んでいれば満足で、人見知りの不器用な生き方をしている者が、この仕事を一生懸命やってきてたどり着いた、ささやかな悟りでした。

医者になろうと思ったのは、歯科医だった母親の影響もありますが、もともと手に職をつける仕事をしたかったからです。高校卒業後につらい浪人生活を2年間して東京慈恵会医科大学へ進学し、26歳のときに医者になりました。受験勉強も大学の勉強も真面目にしましたが、覚えなければならない知識が大量で、応用できる生きた知識が得られない、考える力が身につかないような勉強だなと思っていました。

医大を卒業するとき、大学の親しい先輩の熱心な誘いをうけて、泌尿器科を専門にすることにしました。「泌尿器科をやれば外科系も内科系もできる」と言われたので、それならばいいという程度の動機でした。泌尿器科とは、腎臓、尿管、膀胱、尿道、前立腺、陰《いん》嚢《のう》、ペニス、そして性病などを担当する外科です。

最初の5年間は、大学附属病院の泌尿器科の現場で働きながら、みっちりと医者としての基本を仕込まれ、次の3年間は大学関連の病院の泌尿器科で働きました。そのあとは大学という大組織から離れて、救急医療に対応する病院で、毎日のように緊急手術をする3年間をすごしました。そして38歳のときに東京の大田区で高橋クリニックを開業しました。

医者になったときから開業医になりたいと考えていました。医者の世界で凄《すさ》まじい出世競争をして大病院や医大の偉い先生になり、医療組織を動かすのも医者の仕事でしょうが、地域の医療の現場で人びとの病気を治す医者になりたかったのです。その地域には、妻が生まれ育った縁《ゆかり》のある町を選びました。

地域の診療所である私のクリニックには、外科も内科も区別なく、ありとあらゆる病気やケガの患者さんが来院されるのですが、専門は何ですかと聞かれたら、もちろん泌尿器科です。それは手術をする外科のひとつだから、外科の医者で泌尿器科の専門医ということになります。

外科と消化器外科の認定医でもあります。認定医というのはそれぞれの学会が、キャリアや学習時間を判断し、学会の試験に合格することで認めた医者です。また日本スポーツ協会（旧・日本体育協会）の公認スポーツドクターであり、内科と整形外科と性感染症の学会の会員でもある。東洋医学と漢方、リハビリテーションと整体の勉強もしています。常に開業医として必要な勉強はおこたらないようにしています。

無料の直接相談と電話相談もうけていますから、多種多様な相談があって、日進月歩の医学の勉強は怠けることができません。医者のみならず、あらゆる仕事は、これだけ修業すれば一人前で、修業は終わりです、ということはないと思っています。

私は文化芸術や社会と科学に対する興味は人並みなのですが、人間と宇宙の森羅万象というか、不思議とされていることや、まだ科学ではわかっていない謎の現象に、とても強い興味があります。ちょっと飛躍しますが、例えば「背後霊がいる」と言う人に、それは非科学的だと即答して、切り捨てるように思考停止するのではなく、なぜそう言うのだろう、どうしてそう感じるのだろう、もしかしたらこの人の言うように背後霊はいるかもしれないと考えるわけです。といっても、それにとらわれるのではなく、なぜ人間はそういうことを感じたり言ったりするのだろうと思うのです。

そして、そのことを調べて考えてみる。人間と宇宙は不思議なことだらけだとわかるだけでもいい。実際、人間と宇宙は不思議なことだらけでしょう。いくら科学が進歩したといっても、ほんのちょっと表面的なことがわかっただけの段階にいると思っています。

ある病気の患者さんを診察して、いままで学んできた西洋医学にせよ東洋医学にせよ、良いと思える治療方法をこころみて、それで病気が治ればいいのですが、必ずしもそうならないことが多々あります。そのときこそ医者の本来の仕事が始まるのだと、いつも考えています。

天才の医者がいたとしたら、患者さんから症状を聞いて、診察して、検査すれば、たちどころにその病気と原因を正確に診断して、適正な治療をほどこすでしょう。しかし、私は天才ではありません。勉強してトレーニングをうけて、さらに自分で学び、医療現場で七転八倒して日々経験を積んできた月並みな医者だから、どうしたって自分の医学知識では理解できず、治療方法がわからない病気や症状があることを知っています。

だから私は、患者さんの症状や生活習慣、そして体質などに合わせて診断し治療することを心がけています。教科書で学んだ手持ちの病名のパターン・チャートに患者さんをあてはめて、診断し治療することをよしとしていません。患者さんの全人格をみて、ときには脇道や背後まで覗《のぞ》き込んで、わからないことがあったら勉強して、病気の本当の原因を探しだして治療するのが医者の仕事だと考えています。

したがって、患者さんが訴える症状を、たとえそれが医学の常道や世間的常識で理解できないことであっても、患者さんが言っていることは常に正しいと思っています。誤解や思い込みは解きますけれど、患者さんがおかしなことを言っているとか、気のせいですよ、などと短絡したり、無視することはしない。患者さんが言葉でうまく表現できないのは、往々にして医者の説明や質問の仕方がわるいのです。患者さんの病状を、いちばんよく知っているのは医者ではなく、患者さん本人に決まっています。

医者としての私の座右の銘は「病気を診《み》るのではなく人間を診る」です。

これは母校の東京慈恵会医科大学の創立者である高木兼寛《たかきかねひろ》先生の言葉「病気を診ずして病人を診よ」を、自分の言葉に変換して座右の銘としたものです。パクリといえばパクリでしょうが、私はこの高木先生の言葉をモットーとかポリシーにしているという以上に、真にうけている医者です。

私のクリニックには、この地域の患者さんたち以外に、遠方からわざわざ来院される患者さんが、1日に必ず3〜4人います。

それは、「排尿障害」で悩み苦しみ、他のクリニックや病院で治療をうけても治らなかった患者さんたち、あるいは自分がうけている排尿障害の治療に納得がいかず、セカンド・オピニオン（患者さんが治療方法を選択するための第二の意見）をもとめている患者さんたちです。

その症状は多岐にわたるのですが、代表的な症状は、デリケートゾーンの我慢できない痒《かゆ》み、痛み、痺《しび》れ、一般に1日に8回以上トイレに行く頻尿、安眠をさまたげる夜間頻尿、排尿後に尿が漏れる遺尿、咳《せき》やくしゃみなどで漏れてしまう尿失禁、排尿後の残尿感、尿が二筋になったり散ったりする尿線分裂、尿意はあるのに出にくいとか、チョロチョロと出る、などです。さらには胃痛、下痢症、ドライアイ、神経痛、自律神経失調症、幻臭症など、排尿障害には実にさまざまな病気と症状があります。

排尿障害といえば中高年の男性の病気というイメージがあり、その傾向はたしかにあるのですが、来院される患者さんには女性も少なくないですし、中学生からお年寄りまで年齢層は幅広いです。

実際、排尿障害に悩んでいる人は多いと思います。ある調査結果[*1]によれば、日本で排尿障害の悩みをかかえている40歳以上の方は男女あわせて少なくとも８００万人以上というデータがありますが、私は控えめに考えても日本の人口の10％以上、つまり１２００万人以上はいるのではないかと思います。自覚されていない患者さんも多いのです。

10人に１人以上というのが私の感触ですが、この割合は年齢が高くなればなるほど増えていきます。日本の60歳以上の男性の78％が、頻尿など何らかのおしっこの悩みを訴えていると報告するガイドラインもあります[*2]。綿密な調査がおこなわれているわけではないので一概に割合を言えませんが、女性も男性も中高年の約半分、つまり２人に１人が実は何らかの排尿障害をかかえていると考えていいと思います。

そのような排尿障害で悩み苦しむ患者さんたちが、日本各地から私のクリニックへ毎月80人ほど来院されるのです。ときに外国在住の方が遠方からはるばるいらっしゃることもあります。年間トータルにすれば１０００人近くです。

日本には泌尿器科の医者があまたいます。世界中にも膨大な数の専門医がいます。ではなぜ私のところにいらっしゃるのか。

それは、排尿障害の主な原因が「膀胱の出口が十分に開かない」ことだと考えて治療を工夫している医者が、たぶん私ひとりだからです。

膀胱の出口が十分に開かないことに着目した排尿障害の治療方法を、日本泌尿器科学会で3回発表しましたが、残念ながら賛同してくれる医者はいませんでした。泌尿器科の教科書に、排尿障害の原因として、それが書いていないからでしょう。

一度だけ「勉強になりました」と学会の座長から声をかけてもらい、努力賞のような表彰状をもらったことがありますが、私以外に同じ治療方法を実践している医者をひとりも知りません。もっと深く知りたいと連絡をくれた医者もいません。海外の論文でも読んだことがありません。ごくたまに患者さんを紹介してくる医者がいますが、そういう医者はとても珍しいのです。

だからおそらく、膀胱の出口が十分に開かないことが排尿障害の主な原因だと考えて治療しているのは、私ひとりだろうと思っています。

しかし、膀胱の出口が十分に開かないことが原因で排尿障害を起こしている患者さんは非常に多いと思います。おしっこに悩み、遠方から来院される患者さんを診察すると、ほぼ全員が膀胱の出口が十分に開かないのです。他の医療機関では「原因不明」だとか「気のせい」だと診断され、治療をうけても軽快しなかったという患者さんたちです。

したがって膀胱の出口を開きやすくする治療をすると、ほとんどの患者さんが軽快します。排尿障害の悩みと苦しみが軽減するのです。

こうした治療の記録や考え方をブログに丹念に書いているので、それを読まれた患者さんたちが、いま自分がうけている治療とは別の治療やセカンド・オピニオンをもとめて来院されるのです。

この本にこれから書くことも、ブログに書いていることも、すべてが絶対に正しい考えだとは思っていませんし、来院される患者さん全員を絶対に治せるとも思っていません。絶対などということは人間の世界にあるはずがないことを知っています。ただ一介の開業医としての臨床経験から、よく考えて勉強し、わかったことを書いています。

この本では、膀胱の出口が十分に開かないために起こる排尿障害について、実際の治療にそくして事細かに書いていきます。患者さんたちにご協力いただき、患者さんの側の情報を充実させて、読者のみなさんが読みやすくなるように工夫しました。
本書が、排尿障害で悩み苦しむ人たちの一助になれば幸いです。

＊1　本間之夫『尿の悩みを解決する本――800万人の排尿障害に答える』法研、2004年
＊2　日本排尿機能学会男性下部尿路症状診療ガイドライン作成委員会編『男性下部尿路症状診療ガイドライン』ブラックウェルパブリッシング、2008年

第1章　デリケートゾーンが痒い！

原因不明のデリケートゾーンの痒み

最初に、婦人科や皮膚科や内科へ行っても治らない、原因不明の痒みに悩まされている患者さんたちの話から始めたいと思います。このことを知れば、排尿障害がどういうもので、どのような症状を出現させるのかを、正確に理解してもらえると思うからです。

痒いところは、女性ならばたいてい膣《ちつ》周辺の皮膚、つまりデリケートゾーンです。男性ならば陰嚢、いわゆる「ふぐり」がたいへん多い。女性でも男性でも肛門とその周辺が痒くなるケースもあります。顔が痒いという症例もあったので、痒くなる場所は全身にわたるのだろうと考えています。

痒みは厄介な症状で、日中の生活では我慢したり、軽く掻《か》いたりして、やりすごすことができるかもしれませんが、眠っているときなどは掻きむしってしまうことになりかねない。そうなると掻き壊し、患部は細かな傷だらけになってしまうから、赤く腫れたり、じゅくじゅくしたり、場合によっては出血したり化膿《かのう》したりしてしまう。しかも掻いたところで痒みは治まらないから、いつまでも掻き続けて、慢性化する。

このような痒みの原因が排尿障害であるケースが非常に多いのです。

排尿障害の患者さんの訴えのなかには、デリケートゾーンの痒みだけでなく、痛みや痺れもあるし、しかもその症状は、全身にわたって出現することがあります。さらに胃や背中、太ももの痛みから、毎月膀胱炎を起こす、自分の尿の臭いを四六時中感じてしまう幻臭症まで、さまざまな数え切れないほどの症状があるのですが、これらの思いもよらない症状については後ほど詳しく書きます。

陰嚢の痒みが止まらない

この排尿障害によって発生する痒みについて、わかりやすく説明するために、中山さん（仮名）という男性患者さんのケースを紹介しましょう。

中山さんには「自分と同じ病気で悩んでいる人が助かるのならば、すべてのことを書いてくださってかまいません」という了承をいただいているので、詳しく書きます。

初めて来院されたとき、中山さんは62歳になったばかりでした。初秋のある日、陰嚢がムズムズと変な感覚がすることに気がつきました。女性の読者のみなさんは「陰嚢」を

「デリケートゾーン」と読み替えていただければいいと思います。

このムズムズする感覚は、それまで感知したことがない、初めて感じる変な感覚でした。しかし仕事に集中しているときは変な感覚を忘れていられるし、頻繁に起こる症状でもなかったので、様子をみようと思ったそうです。

患者さんの心理というのは、得てしてこういうことが多いです。身体《からだ》のどこかに何か変な感じがするのに気がついても、あるいは体調がいつもとちょっと違っていると思っても、気のせいかな、自然に治るだろう、とほうっておいてしまう。

自分が何らかの病気になっているかもしれないという想像を一瞬はするのでしょうが、反射的に根拠もなく自分で打ち消してしまう。病気になったと想像するのが嫌だからです。それが病気であったらと想像すると怖くなるから、その怖さから逃避したくなるのは当然の心理だと思います。自分のこととして、その心理はよくわかります。

しかし、陰嚢に感じた変な感覚は、1週間ほどで痒みに変化しました。

陰嚢が痒くなったとき「陰金《いんきん》になった」と思ったそうです。中学のサッカー部時代を最初にして、それまで何度か陰金になった経験があったからです。

陰金というのは通称で、自然界にある白癬菌《はくせんきん》という真菌（カビ）が脚のつけ根の股の内側に感染して炎症などが発症し、患部が痒くなる皮膚病です。この真菌が足の指や足裏に感染したのが、いわゆる水虫です。

ただ、男性の場合、陰囊が陰金になることはめったにないことです。しかし「陰金になった」と思い込んだ中山さんは、水虫も経験していたので、自分なりの対処法がありました。自宅で仕事をすることが多いので、薬用石鹼《せっけん》で日に何度も陰囊を洗い清潔を保ち、風通しのよい下着にはきかえて蒸れないようにする。それでも治らなければ、ドラッグストアに売っている市販の陰金用塗り薬を使えばいい。そうやって厄介な陰金や水虫を治してきたから、このときもそのようにしたのです。

しかし、2週間たってもいっこうに痒みが治まらない。ただ、四六時中、痒いわけではないので、その時点で生活に困ることはまだなかったようです。

そのうちに痒みが増してきて、眠っているときに無意識に搔くことが増え、陰囊が小さく傷つくようになってヒリヒリし始めた。本人は「陰金になった」と思い込んだままですから、陰囊を清潔に保ち、搔き壊してできた傷は、市販の消毒スプレーを吹きかけ傷用の塗り薬を塗り、寝るときは滅菌ガーゼで陰嚢を包み込むように保護をした。さらに手指の爪をまめに切って掻き壊しのダメージを減らすなど、涙ぐましい努力をしていたそうです。

だが、それでも陰金は治らない。陰金ではないのだから、治るはずがないのです。

そうして陰嚢に変な感覚をおぼえてから1か月半がすぎていった。陰嚢の痒みは治まらず、就寝時の掻き壊しは、ますますひどくなる一方。陰嚢はひどい擦り傷ができて赤く腫れ、じゅくじゅくと滲出液《しんしゅつえき》（しみ出てくる体液）が出て、外出時にも滅菌ガーゼで陰嚢を保護しなければ、下着やズボンに擦れて痛むようになった。

「陰嚢掻痒症《そうようしょう》」という症状です。またの名を「陰部掻痒症」「陰門掻痒症」。

「さすがに、これはおかしい」と思った中山さんは「悪性の陰金か、はたまた別の皮膚病か、でなければ何だか知らない病気かもしれない」と判断せざるを得なくなりました。

恥ずかしがっていても病気は治らない

「いったい自分の陰嚢に何が起こっているのか」と、彼は日々不安をつのらせるようになりました。しかし、奥さんに相談することには抵抗があった。「何かわるい遊びでもしてきたのか」と疑われる可能性がある。バツがわるいので友人にも相談できない。デリケートゾーンの病気はそういう偏見を向けられやすいので、患者さんが陰々滅々とするというか、ひとりで思い悩んでしまい、治療を遅らせてしまうことがあるのです。

恥ずかしいと感じる、このようなネガティブな気持ちを医者は理解すべきですが、しかし自分の身体に起きている病気は、治療すべきものだから治療すべきなのです。恥ずかしがっていても病気は治りません。

病気に、恥ずかしいとか恥ずかしくないとか、いいわるいなんてない。心臓の病気なら恥ずかしくなくて、デリケートゾーンの病気だったら恥ずかしいなんてことがあったら、患者さんはもちろん、泌尿器科の医療現場で働く者も立つ瀬がない。

例えば淋病《りんびょう》という性病にかかった患者さんが、診察の際に声をひそめることがある。でも私は普通の声で話してもいいのではないかと思います。人間なのだから性病になることだってある。ひとりの人間として堂々としていればいいのです。こういう偏見というか偏った羞恥心には憤りを感じます。

さて、中山さんは、いよいよ病院へ行こうと考えました。陰嚢の皮膚が痒く、掻き壊して擦り傷だらけになっているのだから、これは皮膚科へ行くべきだろうと思った。よもや排尿障害からくる痒みだとは思いもよらないからです。彼は仕事でインターネットを使いこなす人なので、さっそく住まいの近所にある皮膚科を検索しました。女性の皮膚科医だと恥ずかしいので、男性の医者を探したそうです。

あとでそれを聞いたとき、中山さんでも、そういうことを考えるのだと思いました。彼は高血圧症で循環器科にも通院しているのですが、医者に言われるままに治療するのではなく、快適に生きるために医療を使いこなそうと考えている人です。医者に質問して、自分が必要としている治療方法を自主的に選択する彼のような「考える患者さん」でさえ、やっぱりデリケートゾーンの病気だと羞恥心が勝ってしまう。

繰り返しますが、こういう患者さんの心理を医者はもっと理解すべきです。なぜならそれが患者さんと医者の信頼関係の基礎になるからです。

皮膚に痒みの原因は見当たらない

さて、このとき中山さんが皮膚科へ行っていたならば、いまだに陰嚢の痒みは続いていたでしょう。皮膚科では「陰嚢が痒い」「就寝時に掻きむしってしまうので、掻き壊して不快であるだけでなく、パンツやズボンに擦れて痛い」と症状を告げるわけです。すると皮膚科の医者は、当然のことながら患部である掻き壊した陰嚢を見て診察する。医者の言葉でいう「視診」です。視診で症状をしっかり観察し、痒みの原因を探します。

そのために陰嚢の皮膚の一部を取って顕微鏡でさらに観察する。陰金であれば真菌がみつかるはずですが、中山さんは陰金ではないから真菌がいない。陰嚢の皮膚は掻き壊れているけれど、真菌による痒さではないということだけがわかります。発疹や皮膚炎などもありません。

つまり皮膚そのものに原因がないのに痒いわけですから、皮膚科の医者は別の原因を考え始めます。

陰嚢に尿が付着したせいで、かぶれて痒くなると考えるかもしれません。赤ちゃんのオムツかぶれのようになれば、それは痒くなるでしょうが、中山さんの陰嚢はかぶれていないのです。掻き壊して赤く腫れているだけです。つまり皮膚そのものに、かぶれという原因がない。となると、次に皮膚科の医者が疑うのにアレルギーだと思います。何らかのアレルギーで陰嚢が痒くなっていると考える。そうすると、とりあえずの対処療法として、痒み止めの軟膏《なんこう》を処方する。あるいはアレルギーの検査をして発見できたアレルギーか、疑わしいアレルギーを抑える薬を処方すると思います。

これらの治療で陰嚢の痒みが治まればいいのですが、排尿障害が原因の痒みだとしたら治りません。皮膚科の医者は痒みを治そうとして、軟膏の種類を変えるなど、さまざまな治療方法をためすでしょう。痒みを治す治療方法がみつかれば、その治療方法から痒みの原因を突き止めることができると考えるわけです。

この段階になると、排尿障害の患者さんは、悩ましい痒みをかかえたまま、さまざまな治療方法をためす、長い長い時間をすごすことになります。

陰嚢の痒みを訴えて来院する陰嚢掻痒症の患者さんは、皮膚科で長期間の治療をうけても治らなかった人たちが少なくありません。あまりにも原因不明なので、皮膚科の医者から「気のせいですよ」と言われた人さえいました。患者さんの気分を変えるような言葉を使って改善をこころみる治療法がないとは言いませんが、原因がわからないからといって「気のせい」にしてしまうのは、いかがなものかと思います。

患者さんの身体の状態をいちばんよく知っているのは患者さん本人だ、という基調で治療をする私には、なかなか言えない言葉です。患者さんが痒いと訴えているのですから、その原因が患者さんの身体には必ずあるはずです。

たどり着いたブログ

皮膚科へ行こうとしていた中山さんは、すんでのところで思いとどまります。経験したことがないほど長期間続く陰嚢の異常な痒さや、陰金であれば股のつけ根も痒くなるはずだと気がついた彼は、これは皮膚の病気ではないかもしれないと考えたからです。そして本格的なインターネット検索を開始します。

ヤフーやグーグルなどの検索エンジンに「陰嚢の痒み」と打ち込むと、何ページにもわたって検索結果が出てきます。膨大な情報量です。普通、検索をするときに人は3ページぐらいしか読まないという話を聞いたことがありますが、中山さんは調査の仕方を心得ていて、全ページをランダムに読んでいって、玉石混淆《ぎょくせきこんこう》の知識を得ながら情報を吟味していきました。さらに「陰金」とか「陰嚢湿疹」というキーワードでも検索をかけて、これも何ページにもわたってランダムに読んだそうです。

そうやってインターネットの情報をあさっているうちに、最終的に私のブログ『泌尿器科の常識と盲点／泌尿器科の病気の道しるべ』にたどり着きました。ブログでは、さまざまな泌尿器科の病気について語り、その治療方法を説明しているのですが、そのなかに排尿障害で陰嚢が痒くなり陰嚢掻痒症になる症例を、こと細かに書いているのです。それをみつけて読み始めた。

ここにたどり着くまでに時間がかかったのは、彼には原因が排尿障害にあるという視点がまったくなかったからです。だから排尿障害の説明をすぐに読む気にはならなかった。

もうひとつの理由は、陰嚢の痒みの原因の多くは排尿障害だと説明している医者が、私ひとりだということもありました。「陰嚢の痒み」で検索できる情報は膨大ですから、たったひとりの意見はきわめて少数派です。ようするに数が少なく目立たないから、最初に読もうとは思わなかったのでしょう。

私のブログを印刷して、かかりつけの医者に見せたという患者さんがいましたが、その医者は「これは嘘《うそ》だ」と断言し、「こんなものは自分のクリニックの宣伝のために書いているだけだ」と言ったそうです。

いくらなんでも宣伝のために嘘を書いたりはしません。ブログがクリニックの宣伝だと指摘されれば、その側面はゼロだとは言いませんが、自分の目で見た患者さんの症状と、実際の治療方法と、そこで考えたことを、こつこつと書いているだけです。

熱心にブログを書いているのは、広報活動だと思っています。おしっこのことで悩んだり苦しんだりしている人たちへの情報提供、パブリック・リレーションズであって、商業的な利益だけを目的とした宣伝ではありません。

しかしながら、この治療方法を認めていない大多数の医者からみれば、誰もやっていない治療をしている変人の医者がいるというふうにしか映らないのでしょう。そのなかの攻撃的な医者が、嘘を書いていると言い出す。嘘ではありません。少数意見なだけです。

もうひとつ言えば、多数派の意見しか認めないのであれば、陰嚢掻痒症の治療についてのセカンド・オピニオンが成立しません。少数意見や異なった意見があるから、セカンド・オピニオンは成立するのです。

さて中山さんは、私のクリニックで排尿障害の治療をうけて陰嚢の痒みが大幅に改善されたと書かれてあった患者さんのブログも発見し、「これかもしれない」と思いました。まだ半信半疑ながら、痒みに苦しんでいた彼にはブログの文字が光って見えたそうです。

そしてその翌日に来院。このときの彼の状態は最悪で、掻き壊した陰嚢が下着やズボンに擦れて、歩くたびに耐えがたい痛みがはしり、歩行困難になっていました。ゴワゴワしたジーンズや流行のスリムなズボンがはけないので、ダブダブのズボンを引っ張り出してはき、片手をズボンのポケットに入れて陰嚢を保護しながら歩いてきたそうです。

「1日6回」でも隠れ頻尿の疑いアリ

私のクリニックは、時間予約制ではなく到着順番制ですので、緊急の患者さん以外は待合室で順番を待ってもらいます。医者は私ひとりで、受付や会計とカルテの管理をする医療事務員が4人、看護師は必要がないのでいません。

診察室は汚れていたりするわけではないのですが、あまり整理整頓はされていません。私の性格によるものでしょうが、患者さんの居心地はわるくないと勝手に思っています。

診察用のベッドがあり、検査機器があり、アコーディオンカーテンの向こうには小さな手術室があります。

まずは患者さんの症状を聞き、いくつかの質問をします。これは医者の言葉で「問診」といい、診察の基本中の基本です。

同時に、患者さんのお人柄も観察する。例えば患者さんが、どんな言葉で、どんな説明をするのかを知れば、こちらもどんな言葉を使い、どのように説明すればいいのかが考えられるからです。医者の言葉は患者さんの心に突き刺さることもあれば、誤解されることもある。その患者さんが正確に理解しやすい言葉で説明する細心さが必要です。

中山さんの場合も、そういう問診から始めて、これまでのいきさつと症状を聞きとりました。そして、それは排尿障害による陰囊搔痒症だろうと見当をつけました。なにしろ典型的な症状なのです。

そこで「排尿に関する悩みはないのか。例えば頻尿はないか。頻尿というのは1日に5回よりも多くおしっこをする場合、疑ったほうがいい症状だ」と質問してみました。すると中山さんはこう答えました。

「ごくたまに何度もトイレに行く日があるけれど、それは月に1回程度。たいていは1日に、少なくて5回ぐらいで、多くて8回くらい。そういえば数年前に、友だちとビールを盛大に呑《の》んでいるときに何度もトイレに立ち、近いねえと言われたことがあったけれど、ビールを盛大に呑んでいるときに必ず近くなるということは、めったにないです。だから頻尿で悩んでいるという自覚はない」

しかし、これは明らかな頻尿なのです。頻尿が隠れていて、患者さんが頻尿を自覚できていないだけです。つまり、ごくたまにあるという頻尿の日が、この患者さんの本当の症状です。泌尿器科の一般論でいえば、1日に8回以上トイレに行くようであれば頻尿ですが、私はあえて「5回より多く」と質問します。「8回以上」と質問すると、隠れている頻尿がわからないことがあるからです。

さらに問診を重ねました。

「おしっこがしたくなってトイレへ行ったけれど、すぐに出ないということはありますか。あるいは、公衆トイレなどで、後ろに待っている人がいると、おしっこの出がわるくなることはありますか」

「そういうときは、あります。でも、若いときは、そういうことがなかったので、歳《とし》をとるとおしっこの切れがわるくなるのだなと思っていました」

中山さんは、そう答えました。

これもまた排尿障害の著しい症状です。「歳をとるとおしっこの切れがわるくなる」というのは誤解とまでは言いませんが、排尿障害があるから、おしっこの切れがわるくなるのであって、歳のせいばかりではありません。中学生でも排尿障害になれば、おしっこの切れがわるくなるという症状が出るからです。

中山さんへの問診からもわかるように、自分が排尿障害であるということを自覚していない人は非常に多い。人はみんな自分が普通であると思っているから、たとえ1日10回近くトイレに行っていても、自分はちょっとトイレが近いかもしれないけれど、他の人も同じようなものだろうと思い込み、病気を疑いません。

よしんば頻尿が気になって、インターネットで調べてみても「一般には1日8回以上排尿すれば頻尿」という情報もあるし、いわゆる『家庭の医学』のような本にも「1日の排尿回数は、人によって違いが大きい」というようなことが書いてあります。それらの情報はあくまでも広範囲な人たちを対象とした、配慮がなされた一般論でしかないので、自分というひとりの人が、頻尿であるかないかを判断する目安にはならなくなってしまう。

それは仕方がない現実ですが、排尿障害があるかないかは、頻尿だけで判断するのではなく、他に排尿で気になっていることがあるかないかで、総合的に判断しなくてはなりません。しかし患者さんにしてみれば「歳をとったから切れがわるくなった」「今日は寒いからおしっこが近くなる」「水分をとりすぎたから何回もおしっこに行った」などという理由をつけて、排尿障害を自覚しようとしないのです。

現実に中山さんは、自分には頻尿の傾向があるかもしれないけれど、頻尿だとは自覚していなかった。ましてや、それが排尿障害だとは少しも思っていなかったのです。

しかし、彼の膀胱と前立腺は、病状が進行してきたことを、陰囊の痒みを通じて本人へ知らせようとしました。つまり排尿障害があるぞ、膀胱と前立腺に病気があるぞ、と知らせるために、陰囊の痒みを引き起こしたと考えられるのです。

産科用の3Dエコー検査器

問診を終え、排尿障害による陰囊の痒みである疑いが、きわめて濃くなったところで、腹部エコーの検査にとりかかりました。中山さんの膀胱と前立腺が、どうなっているのかを目で見て診察するのです。

陰嚢掻痒症で来院する患者さんのなかには、最初に腹部エコー検査をするのを不思議に思う人がいます。中山さんもそうでした。陰嚢を掻き壊して、そこが赤く腫れてぐじゅぐじゅになっているのだから、まず最初に陰嚢の視診をすると思い込んでいるわけです。

しかし陰嚢掻痒症は、排尿障害のひとつの症状にすぎません。だから、まず腹部エコー検査をして、陰嚢掻痒症になった原因を見極めたいのです。よほどひどい症状を訴える患者さんや、排尿障害が見当たらない患者さんの患部は視診しますが、すべての患者さんの陰嚢を必ず視診するとはかぎりません。

腹部エコー検査は、日本語では腹部超音波検査といいます。この検査を健康診断などでうけたことがある人は多いと思いますが、ようするに身体の外側から超音波を当てて、内臓や血管などの内側まで、その場で診察できる医療検査機器です。

この場合は、お腹《なか》の皮膚の上から検査対象の膀胱と前立腺へ超音波を当てて、膀胱と前立腺の内部がどうなっているのかを映像にして、その場で見る検査です。いわゆるハイテクによる「見える化」の検査ですが、とても有効な検査方法だと考えています。

私は高性能な腹部エコー検査装置を使っていますので、とても鮮明な映像で、泌尿器の中を診察することができます。しかも大きなクリニックや病院などと違って、臨床検査技師が検査して、その映像を医者が判断するのではなく、医者自身がエコー検査装置を自分で操作しながら、納得ゆくまで専門医の目で検査するのです。

このエコー検査の技術を、私は救急病院に勤務しているときに習得しました。一刻を争う緊急手術が必要な患者さんの状態が、どのようになっているのかを素早く診断する最良の方法がエコー検査ですから、躍起になって学習したのです。エコー検査の映像を見極めるにはコツがあり、その極意を身につけました。救急病院の医者がこのコツを習得していないと、見当違いの手術をやらかしてしまうことになりかねないのです。

そのコツとは、エコー検査の映像をポジとして見るだけではなく、ネガとしても見ること。ようするに平面の映像を、表からも裏からも見るようにして立体的に診察して、ひとつも見落としがないように診断するのです。

さらに詳しく診察する必要があるときには、もう1種類のエコー検査器を使うことがあります。それは妊婦さんのお腹にいる胎児を観察するために、3Dの立体映像が見られる産科用のエコー検査器です。この産科用3Dエコー検査器で、見逃しがちな軽微な排尿障害の原因を発見したことが何度もあります。

医療機器がどんどん高性能になることで、より正確なデータを容易に入手したり、モニター映像を見ながら手術ができたりするようになりましたが、大切なことは、そのデータや技術を徹底的に活用することです。活用して深く広く考えることです。

救急病院に勤務しているときは、エコー検査の技術がこれほど泌尿器科で役に立つとは考えたこともなかったのですが、とても有効な検査方法だと気がつき、高性能なエコー検査装置も設備することにしたのです。患者さんに病状を説明するときに、エコー検査の映像を見せながら細かいところまで解説できるので、とてもいいと思います。

膀胱の出口が十分に開かない

そのエコー検査で、中山さんの膀胱と前立腺を診察してみると、排尿障害を起こして当然の典型的な病状が見てとれました。

彼の膀胱は、尿道への出口が十分に開かないために膀胱の筋肉が変形し、男性だけにある前立腺も肥大していました。50歳すぎの男性には実に多い病気ですが、肥大度合いがそこまで大きくないので、病名でいえば慢性前立腺炎です。女性の場合は、前立腺がありませんので、尿道が石灰化して変形するケースがあります。41ページに、このときのエコー検査の画像を掲載しました。解説メモを書き込んでありますので、見てください。

膀胱については徐々に詳しく説明していきますが、多くの人が、膀胱は尿を溜める臓器だということは知っていますので、まずはそこから説明を始めます。

膀胱に尿が溜まると、尿を排出したいという神経のスイッチが入ります。それでトイレへ立つわけですが、膀胱に溜まっていた尿は、男性の場合、膀胱から尿道に入り、前立腺のなかを貫く尿道を抜け、ペニスのなかの尿道を通って、外尿道口から排出されます。女性の場合は、前立腺がないので膀胱からそのまま尿道を通って外尿道口に向かいます。

膀胱は、尿を溜める袋状の臓器ですが、それはただの袋ではなく、いくつかの筋肉によって動いています。筋肉で袋の出口を閉めて尿を溜め、排出するときにはゆるめ、出口を開ける。また、膀胱をぎゅっと絞ると表現していいと思いますが、溜まっている尿に圧力

中山さん（左）と健常者（右）のエコー所見比較

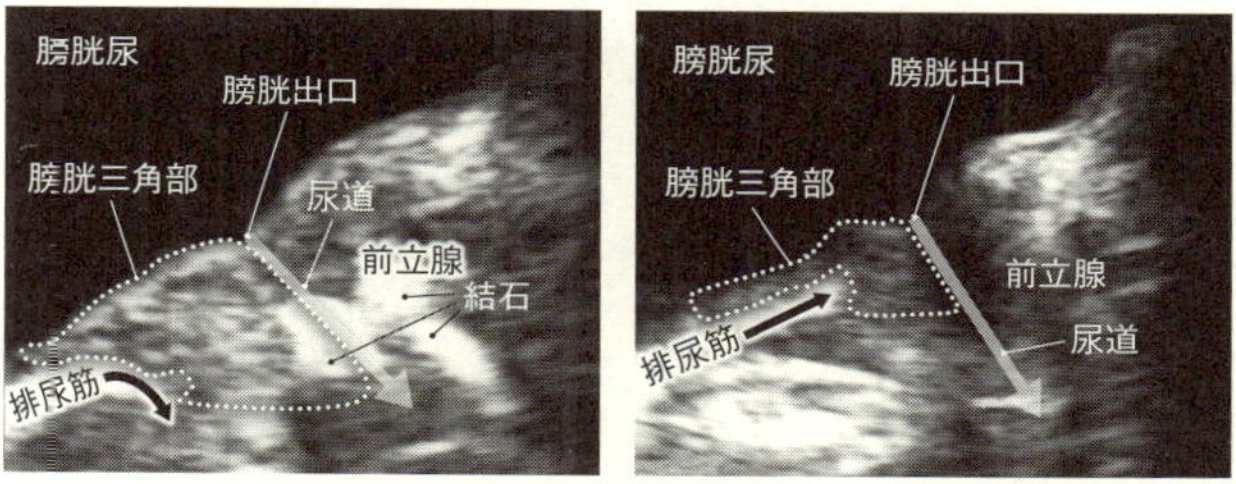

健常者の画像と比べると、中山さんの膀胱出口（膀胱頸部）は、左に見える膀胱三角部が肥大し、尿道を包む前立腺が白く石灰化しているのがわかる

をかけて排尿を促進する筋肉もある。

　そこで中山さんの膀胱の画像（上記図版参照）左下の「排尿筋」というところに注目してください。尿を押し出そうとする膀胱の筋肉は、普通、膀胱の出口のほうへと向かっています。しかし彼の場合は、出口方向ではなくて、膀胱の外側へ向かってしまっている。

　次に見てほしいのは膀胱の出口の「膀胱頸部《けいぶ》」のところ。そこが白っぽく写っている。これは膀胱頸部の膀胱括約筋や膀胱三角部が硬くなり、柔軟性が失われた証拠です。

　このように膀胱頸部が変形して硬くなってしまうのは、膀胱の出口が十分に開かないからです。

　膀胱の出口が十分に開かない人は、私が診てきた患者さんたちでいえば、12歳の男の子もいれば90歳の女性もいる。あらゆる世代にわたり、女性も男性も関係ない。つまり体質と、そのことで起きた変容によるものです。

体質は人によって程度の差があり、若くして排尿障害になる人もいれば、初老になってから症状が出てくる人もいるというふうに個人差が大きいのですが、こういう体質の人はかなり多いのです。病気が徐々に進行しているけれど、病状として現れてこない「未病」の段階にいる人たちです。

ところが、泌尿器科医の大多数は、慢性前立腺炎になったから、それが原因で排尿障害が起こっていると考えます。しかし私は、これは順番が逆だと考えています。排尿障害によって慢性前立腺炎になったのです。

そして、その排尿障害の原因が、膀胱の出口が十分に開かないことなのです。

ジェット水流に変わる尿

では、なぜ膀胱の出口が十分に開かないことによって膀胱の筋肉が変形したり、慢性前立腺炎などになったりするのか、という説明にうつります。

まず、膀胱の筋肉の変形です。十分に開かない狭いままの膀胱の出口に向かって圧力をかけて、尿を押し出そうとするときに何が起こるのかを考えます。膀胱が筋肉を収縮させ、圧力をかけて尿を押し出そうとしても、膀胱の出口が十分に開いていないと筋肉に負担がかかり、出口は激しく振動します。口を大きく開いてアーッと言っているときは唇がほとんど振動せず、口を閉じてブーッと言うときに唇がはげしく振動する、そんな現象にたとえるとわかりやすいでしょうか。

その振動が排尿のたびに幾度となく繰り返されていると、膀胱出口の筋肉が変形し、硬化する。つまり柔軟性を失って、ますます出口は開きづらくなる。まさに負のスパイラルです。膀胱の出口が十分に開かないと、膀胱の筋肉や膀胱頸部が変形して硬くなってしまうのは、そういう理由です。

また十分に開かない状態の膀胱の出口を尿が通るとき、出口は狭いわけですから、当然そこを抜けた後は勢いとスピードが増します。つまりジェット水流の状態になって前立腺に流れ込むのです。ホースで水を撒《ま》くときに、ホースの先を指で押さえて狭くすると、水が勢いよく飛ぶようになるのと同じことです。

ジェット水流になった尿は、前立腺の中で渦を巻きます。駅のホームに立っているときに電車が通過すると風がぱーっと舞って渦を巻き、乱気流が起こるのを感じますが、それを想像してもらえばわかると思います。

長期間にわたり尿が前立腺の中を渦巻きながら流れると、この渦が前立腺の粘膜を傷つける。傷ついた粘膜は、当然のことながら排尿するたびに尿の渦に何度もさらされます。すると、尿の中のシュウ酸カルシウムとリン酸カルシウムという石灰化成分が、傷ついた粘膜に沈着していく。粘膜に沈着すると、排尿の際に邪魔になるから、粘膜は石灰になる成分を吸い込むようになり、前立腺で石灰化して溜まっていく。これも前立腺肥大の原因のひとつなのです。

中山さんのエコーの画像（41ページ参照）の「前立腺」というところを見てください。前立腺周辺に白く写っているのが、溜まった石灰です。これはかなり溜まっている状態ですが、前立腺そのものは、そこまで肥大しているとは言えません。しかし、前立腺がさらに肥大してくると膀胱や尿道が圧迫されて、膀胱の出口が十分に開かないこととあいまって、さらなる排尿障害を引き起こすのです。

「痒み」とは微細な「痛み」

ところが、中山さんのケースでは、隠れ頻尿があったにせよ、それまで排尿障害を自覚することがなく、陰嚢の痒みで陰嚢掻痒症になって悩んでいた。それはなぜか、というもうひとつ深い疑問がわいてくるはずです。

この疑問に答えるためには、まず「関連痛」という生理学的生体反応について説明しなければなりません。

関連痛とは、読んで字のごとく、病気がある臓器や部分に痛みを感じなくても、関連する離れた場所や部分にも痛みを感じることがあるという生理学的生体反応です。よく知られている関連痛には、心筋梗塞という心臓病になると、胸の痛みはないのだけれど歯や肩が痛くなるということがあります。この関連痛には、はっきりとした痛みだけではなく、痺れるとか、引っ張られるような感じがするとか、まさに痒みなども含まれます。つまり痒みや痺れなどは、ごく小さな痛みとみなすことができるのです。陰嚢の皮膚の痒み、それは陰嚢の皮膚の微細な痛みなのです。

中山さんの場合、膀胱の出口が十分に開かないため膀胱の筋肉が石灰化して変形し、その結果、慢性前立腺炎になっていると診断したわけですが、このような病気は、頻尿などの排尿症状は発症させるけれども、膀胱や前立腺に痛みをもたらすことはめったにありません。しかし、痛みはないけれど病気があるのですから、その病気に関連する生理学的生体反応がどこかに出てくることがある。

すなわち、膀胱の筋肉の変形と慢性前立腺炎という病気に関連する微細な痛み、つまり痒みが、陰嚢の皮膚に発生しているわけです。

ここまで理解していただけると、さらに次なる疑問がわいてくるでしょう。なぜ膀胱と前立腺の病気が、陰嚢の皮膚に痒みを発生させるのか、ということです。

陰嚢と膀胱や前立腺は場所が近いので、神経が密接につながっているのだろうと、普通は考えがちです。しかし、近くにあるからという理由は間違っています。遠くにあっても、まったく無関係だと思われるような臓器や身体の一部分にも、関連痛という生体反応は起こるのです。

膀胱や前立腺の神経は、脊髄を介してあらゆる知覚神経や自律神経とつながっています。

つまり、前立腺で起きていることの情報が脊髄中枢から脳まで伝達されているということです。情報が脳へ伝達されると脳が反応して指令を出す。脳まで伝達される間に他の神経を刺激することもありますし、脳が常に正確に指令を出すかといえば、混乱して間違うこともあります。だから膀胱や前立腺の関連痛が、全身あちらこちらで発生する可能性があるのです。これについては、あらためて第5章で詳しく書きます。

中山さんの場合は、関連痛すなわち陰嚢の痒みを発生させた回路が、きわめてわかりやすいケースでした。

病気があり、病的刺激を発信している臓器や器官、つまり今回の場合は膀胱と前立腺ですが、これらを支配しているのは脊髄中枢の仙骨部脊髄の2番、3番、4番。この2番、3番、4番の仙骨部脊髄は陰嚢の皮膚も支配しているので、膀胱と前立腺の病的刺激を直接的に陰嚢皮膚神経に伝えてしまい、そこに関連痛すなわち陰嚢の痒みをもたらしたのです。ただし、それが人によっては痛みや痺れ、引っ張られるような感じなど、さまざまに異なる感覚の症状になることがあるということは言うまでもありません。

中山さんの診察と診断は以上でした。

この診断を聞いて、彼はあっ気にとられたような顔をしていました。わかりやすく説明しましたが、医学の専門用語も多くなってしまうので、即座に理解するのが難しかったのかもしれません。それにしても信じられないというような顔をしていました。

患者さんが頑固だと病気も頑固

おそらく中山さんは、素直に医者の診断をうけいれるというより、自分の頭で考えて理解しようとしていたようです。「やっぱり膀胱と前立腺の病気で、陰嚢が痒くなったのですか」と自分に言い聞かせるように、つぶやいていました。自分に排尿障害による頻尿の症状があるとは思ってもいなかったのですから、意外だったのでしょう。

また、初診ですから、私の言っていることを全面的に信頼できなかったのかもしれません。患者さんとしては当然の姿勢でしょう。かかりつけの医者であれば、患者さんと医者にはある程度の信頼関係がありますが、初診ではそうはいきません。患者さんは初めて会った医者を、その場で信頼できるはずがないのです。現代社会では医者の言うことを真にうけるなという警戒心があって当たり前です。

しかし医者としては、これから患者さんへ治療方針を提案して、患者さんと二人三脚で治療をしていきたいのですから、正直なところ、基本になる信頼関係がほしいのです。

そこで中山さんに、こう言ってみました。

「おしっこをするとき、おしっこが二筋に分かれて出てきませんか」

エコー検査の映像で見た中山さんの膀胱と前立腺は、尿が二筋に分かれて出てくることが多い形に変形していたのです。二筋どころか広範囲に散る人もいます。そのことを説明すると、中山さんの顔の曇りがひとつ晴れました。

「たまに二筋になるのですが、どうしてなのだろうと思っていました」

私は、たたみかけるようにこう質問しました。

「排便するときに、同時におしっこが少しチョロチョロと出ることはありませんか」

「あります。排便するたびに、必ずおしっこが出るというわけではないですが、漏れる感じでおしっこが出ることは、ときおりあります」

中山さんはそう答えました。そのとき、この医者を信頼してみようという雰囲気が、彼の表情に表れました。

人の心は不思議です。占いなどがよい例ですが、自分しか知らないことを他人から言われると、思わず信用してしまうところがあります。映画を見たり本を読んだりして、この台詞《せりふ》や感情はよくわかるなと思うと、その作者や俳優のファンになってしまうということがありますが、それと同じことです。

このように患者さんの信頼を得る努力をおしまない姿勢を心がけていますが、人の世の常で波長が合わない患者さんがいるのも事実です。そういう患者さんとは基本的な信頼関係がうまく築けません。そうなると初診だけで終わることも多く、残念ながら、私はかかりつけの医者にはなれません。もちろん、患者さんは医者を選べるのですから、波長が合う医者を探せばいいのだと思います。

患者さんが頑固だと病気も頑固だと、患者さんが気難しい人なら病気も気難しいと、人間を診ながらいつも思います。私自身も頑固で偏屈で気が短い性格ですし、人間関係には相性というものがあると知っています。私は、愛想をふりまいて、患者さんを集めたいのではなく、病気を治したいのです。折り合いのわるい患者さんがいるのは仕方のないことですが、患者さんと医者の信頼関係がなかったら、病気は治せないと思います。

中山さんとは、このとき波長が合ったのでしょう。こうして二人三脚の治療の第一歩が始まったのです。

第2章　排尿障害の治療に挑む

C線維という神経線維

排尿障害による陰嚢の痒みで苦しんでいた62歳の患者さん（中山さん）へ提案した治療方針は、膀胱の出口と前立腺の筋肉の緊張をゆるめる薬と、膀胱の興奮を抑える頻尿の治療薬を、1か月間服用して様子をみることでした。

これらの薬を処方するのは、排尿障害の最もポピュラーな治療方法です。もちろん患者さんの体質や症状にあわせて薬の種類や量を調整します。

それらの薬の説明をして、中山さんは納得しました。

しかし患者さんによっては、この説明で逆に疑問を持つ人がいます。

頻尿や残尿感や排尿障害があるのに、膀胱の出口と筋肉の緊張をゆるめ興奮を抑える薬を飲むと、膀胱がしっかり尿を溜められなくなったり、尿が漏れやすくなったりするのではないかという疑問です。つまり排尿障害がもっとひどくなるのではないか、という不安が生じる。その薬を飲むと、なぜ効果があるのですか、という質問が出てきます。至極当然の質問です。

膀胱の出口の緊張をゆるめ興奮を抑えると、排尿障害は軽減する、という現実の治療効果があります。これは多くの泌尿器科の医者が知っていることですが、しかし、この疑問に答えられる泌尿器科の医者は多くないと思います。

泌尿器科の大多数の医者は、膀胱のC線維という神経線維が異常に興奮しているから頻尿になる、と考えています。異常に興奮し敏感になったC線維が、少しでも膀胱に尿が溜まるとすぐに反応して、排尿したいというスイッチを入れる。それで頻尿になるというわけです。

そこでC線維の異常な興奮を抑制するために、膀胱の筋肉の緊張を解いて興奮を抑えればよいのだと考える。また、膀胱の緊張をゆるめれば、膀胱は膨らみやすくなり、尿がたくさん溜まりやすくなる。だから頻尿が落ち着くのだという説明をします。しかし私は、これでは十分な説明になっていないと思います。

なぜなら、膀胱が膨らみやすくなって、尿をたくさん溜めることになると、それは膀胱の負担を増やしていることになるからです。負担が増えれば、膀胱はもっと緊張したり興奮したりするはずです。それなのに頻尿の症状が軽くなるとは、どうしても考えられない。

そのことをあいまいにしているので、十分な説明になっていないのです。

頻尿で悩む患者さんのなかには、1日に30〜40回トイレに行く人がざらにいます。これまで診察をした患者さんで、いちばん多かった人は1日83回。平均すると1時間に3・5回もトイレに行く計算です。これでは日常生活が維持できません。何をしていても、すぐに尿意をもよおすから、集中して仕事ができないし、おちおち外出もできない。夜だって眠っていられません。十分な睡眠がとれないことは、生命の危機に直結すると言っても過言ではありません。

そんな患者さんたちの膀胱に、さらに負担をかけるような治療をして、どうして頻尿が落ち着くのか、その説明がないのです。

私の考えはこうです。膀胱の筋肉は尿を溜める「動力装置」であり、また筋肉そのものが「センサー」なのだということです。排尿したくなるスイッチを入れているのは、C線維だけではなく、膀胱の筋肉もまた排尿スイッチを入れているのです。しかも膀胱の筋肉(=平滑筋)はひとつではなく、無数の筋肉があって、それぞれ連動しています。

したがって膀胱のひとつの筋肉が緊張すると、次々と他の筋肉へ情報を伝達していって膀胱全体が緊張してしまう。膀胱のすべての筋肉が緊張する状態になると、膀胱全体が非常に敏感になってしまい、頻繁に尿意をもよおす頻尿になると考えます。もちろん、その他の排尿障害も発生させていくのです。

だから膀胱の筋肉をゆるめて興奮を抑えてやれば、頻尿など排尿障害の症状が落ち着いてくるのです。そう考えないと合理的な説明になりません。

ワセリンの薬効

中山さんには、搔き壊して傷だらけになり、赤く腫れている陰嚢の皮膚の炎症を抑えるために、ワセリンの入った塗り薬も処方しました。ワセリンは、炎症という過剰な反応を起こして保護機能を失っている陰嚢の皮膚を保護するからです。ボクシングの選手が試合中にワセリンを顔に塗ることがあるのは、相手のグローブが顔に当たったり擦れたりして、顔の皮膚が保護機能を失いつつあるので、それを保護しているわけです。

このワセリンひとつとっても、調べて考えたことがあります。

炎症を起こしている皮膚にはワセリンが効く。単にその知識だけを使って治療することとに満足するのではなく、それはなぜか、ということを治療する者として知っておきたかったからです。

ワセリンは薬や化粧品の材料に使うので、植物からとった油というイメージが一般にあるのですが、実は石油製品です。石油から抽出した油なのです。

石油は、いまの地球環境とはまったく異なる何十億年も前の大昔の地球環境にいた微生物が、これまた何十億年というものすごく長い時間をへて地下で変化したものだというのが有力な仮説です。現代の人類に欠かせない地下資源ですが、それがどうしてできたのかが、まだ正確にはわかっていないのです。

この有力な仮説にしたがって考えると、石油になった微生物は、いまの時代の生き物とはまったく違うということがわかります。なにしろこれらの微生物が生きていた何十億年前という大昔は、地球の大気にまだ酸素がなかった。当時の大気は、二酸化炭素、硫酸、窒素、メタンガスなどで、それを呼吸して生きていた微生物です。そういう生き物は、現代のわれわれにとって、ものすごく毒性の強い生き物だということになります。

その毒性は、ガソリンを例にとるとわかりやすい。ガソリンは石油を精製した液体燃料ですが、そのガソリンは人間の皮膚につくと炎症を起こします。ジェット燃料も石油を精製した液体燃料ですが、ジェット燃料は皮膚につくと火傷《やけど》し、気化したガスを吸い込むと死んでしまう。石油には、そのような強い毒性がある。

その石油から抽出した油であるワセリンも、毒性すなわち他の生き物をやっつけるエネルギーを持っているのです。それを炎症が起きている皮膚に塗るとなぜ皮膚が保護されるのでしょうか。逆に炎症が悪化するのではないかと普通は思うはずです。

しかし、人間の生体反応というものが理解できると、それは誤解だということがわかります。皮膚が炎症を起こしているというのは、身体の強いエネルギー反応が起きていることだから、そこにワセリンを塗るとワセリンの毒性、つまりワセリンのエネルギーのほうがはるかに強いので、皮膚の炎症という身体のエネルギー反応を抑えてしまうのです。だから炎症が治まってくると考えられます。

例えば、皮膚が裂けたり切れたりすると、身体はそれを治そうと猛烈なエネルギーを発揮し、そのエネルギーが強すぎると傷跡が残ったりケロイドになったりしてしまう。そこでワセリンのような強いエネルギーを持つ傷薬を塗って、身体の治そうとする猛烈なエネルギーをほどほどに抑えれば、傷がきれいに治ることもあるのです。

こういうワセリンの薬効を考えると、何十億年という地球と生き物の歴史をふまえながら、ひとりの患者さんを診ているのだなと思います。

この観点はとても大切です。なぜなら、目の前にいる患者さんは、その一瞬だけ生きているわけではないからです。過去に生まれて、未来へ生きていく途中の患者さんを診ているのです。もっと言えば、遺伝ということもあるから、その患者さんの両親、先祖も考えに入れて診なければ、正確な診断ができないということもある。

歴史的な観点だけではなく、地域的な観点も忘れてはならないと思います。人種的特性というのがあるし、気候風土や食べ物が違うことも考えに入れたいと思う。例えば日本人の多くは軟水を飲んでいるけれど、大陸の国々では硬水を飲んでいる人が多い、というようなことも考え合わせないと、ひとりの患者さんの病気の本質がわからないはずです。

ようするに歴史とか宗教とか人種とか地域とかをすべてひっくるめて考えなければ、患者さんを診ることはできないと私は考えているのです。そんなことを言うと、そんな神様のようなことができる医者がいるわけがないと反論されます。

神様をひきあいに出されるのは、はなはだおこがましいけれど、全知全能であるべきだと言っているのではありません。70歳の排尿障害の患者さんを診るときに「小学校のときに授業が終わるたびにトイレへ行っていませんでしたか」と、質問するかしないか、というレベルのことを言っているのです。小学生のときに1時間おきにトイレに行っていたというならば、子どものころから尿の出がわるい体質で、それが積みかさなって排尿障害になったのだろうと考えることもできます。

医者は自分が学んで知っている病名に患者さんをあてはめて治療しないほうがいいという持論は、以上のような考え方をしているからなのです。

1日の水分量1500cc以下を提案

中山さんには、1日に飲む水分の量を1500cc以下にすることも提案しました。

そもそも自分が1日に飲む水分の量を把握している人はあまりいません。彼は朝食で1杯のお茶を飲み、昼間は320ccのマグカップでコーヒーを3杯飲んでいました。昼食でも水かお茶を飲むので、それだけで1500ccほどになります。さらに夕食時はビールなどお酒も飲むということで、1日に2500cc以上の多量の水分をとっていたのです。

お酒は利尿作用がある飲み物ですから、お酒を勘定に入れるなと言う医者もいて、それは正しいと思います。しかし、排尿障害の患者さんには、飲む水分をあれこれと細かく制限するより「総量で1500cc以下にしなさい」と私は指導することにしています。

できれば1日に1000cc程度に控えたほうがいいのですが、いきなり水分を半分以下に減らせというのは生活習慣をすぐに変えろということになるので、まずは1500cc以下にして様子をみればいいのです。お酒の好きな人に、お酒をむしばんでいないのに、お酒をやめろと言うのも酷なものです。中山さんの場合は、飲む水分を減らすことに緊急性もありません。1500cc以下にして、排尿障害の症状が改善されて落ち着けば、それはそれで良いと思います。

私は排尿障害ではありませんが、1日に飲む水分は1000ccほど。トイレの回数は1日だいたい4回で、1回あたりの排尿量は約500cc。個人差があるのでこれが標準だとは言いませんが、私には1000ccがベストです。ちなみにお酒は飲めない体質です。

そのような説明をすると、1000ccの水分を飲んでいるのに、なぜ1回あたり500

ccで合計2000ccの尿が出るのか、と質問されることがありますが、水分は飲むだけではなく食事からも案外多くとっているものです。日本人の食生活は、お米、お味噌汁《みそしる》、煮物、おしんこなどと水分豊富なので、食事だけで1日に必要な水分がとれるぐらいです。

1日に飲む水分量の制限を提案するのは、水分をとりすぎると泌尿器はもちろん消化器にも負担がかかるからです。食べ過ぎると消化器に負担がかかるのと同じことです。

一般に水分はいくらでも飲んでいいという風潮がありますが、医者は「それは誤解です」とはっきり言うべきです。

熱中症予防のために、汗をかいたときは、こまめに水分と塩分を補給しましょうという健康キャンペーンが広範囲におこなわれています。20年ほど前から携帯できる大きさのペットボトル飲料が手軽に入手できるようになったことも、この風潮を加速させたと思いますが、人類の長い歴史のなかで水はとても貴重なものでしたから、そもそも人間は水分を多量に飲むようにできていません。野生動物の多くは水を飲む習慣がありません。

そういう話をすると、熱中症はどうやって予防するのかという質問を必ずうけます。日本のように湿度が高い地域は汗をだらだらかくだけで、汗が乾燥することによる気化熱冷却の効果は十分に発揮されません。熱中症の予防は第一に身体を冷やすことです。水分を補給しなければならない脱水症とは違います。

水を尋常ではなく飲みすぎると水中毒という病気になって命をおとすことがあるとアドバイスする医者もいますが、私は水分のとりすぎは太りすぎの原因になると助言するようにしています。細胞のまわりに水が溜まってボリュームが増えてしまう。飲み物を1日1000ccに制限したら体重が5kg減った患者さんがいました。患者さんたちに、水分のとりすぎを、よりよく警戒してもらえる言い方だと思っています。

手術という治療方法

さて、初診からちょうど1か月後に、中山さんが2回目の診察に来院されました。

「薬を飲み始めて2日目で、陰嚢の痒みが治まった。ムズムズすることもなくなった」

うれしそうに、そう報告してくれました。とりあえずは薬が効いているのです。

掻き壊して炎症を起こしていた陰嚢掻痒症も「10日間ぐらいで治った」そうです。

1日に飲む水分量を、なるべく1500cc程度にコントロールしているとも報告してくれました。朝食で飲むお茶の湯のみ茶碗をひとまわり小さくし、マグカップに1日3杯だったコーヒーを1杯にしているそうです。それで喉が渇けば、水を少しずつ飲む。お酒の量は減っていないようでしたが、とりあえず陰嚢の痒みが治まって、つつがなく日常生活がおくれているのだからよしとしましょう。

中山さんは自分がどういう病気になったのかを自覚できたので、自分で自分の健康を守るために何をすべきなのかがわかったのです。もちろん、かかりつけの医者は、病状や症状が変化したときに、薬の量を調節したり薬を変えたりして、治療の方針を考えます。

私は、これからも彼と二人三脚で治療を続けていくことを話し、さらに現行の薬を飲んで様子をみる時間を延長していこうという提案をして、3か月分の薬を処方しました。

すると彼は、ひとつの重要な質問をしてきました。

「この薬をやめられる日がくるのでしょうか。つまり排尿障害が完治することはあるのでしょうか」

陰嚢の痒みが治まったので、その次は完治することを考えている。中山さんの積極性は、そういう方向に向かっていたのです。

しかし、中山さんの病気は、薬を飲むことでは完治しないのです。

膀胱の出口が十分に開かないというのは体質であって、人生の長い時間をかけて膀胱の出口がますます開きにくく固まってしまっています。その排尿障害のために、これも長い時をへて膀胱の筋肉が変形して前立腺が肥大し、慢性前立腺炎症状が現れた。それで陰嚢の痒みが発生している。飲み薬は排尿障害の症状を抑える薬ではあるが、膀胱の出口が十分に開くようになることや、膀胱の筋肉の変形と前立腺の肥大を直接的に治す薬ではない。ようするに薬では、排尿障害の原因を根本的に治療することはできないと説明しました。

彼は「薬をやめることはできないのですか」と質問を重ねたので、そういうことだと答えました。そして、なぜこのような質問をするのだろうと疑問を持ったので、その理由を尋ねてみました。

すると「毎朝、薬を飲むのが面倒臭いのです。出張のときは持ち歩かなければならない。面倒臭いのが大嫌いなので、なるべく面倒がないように生きていたい」と言います。それで「手術して治す方法はないのですか」と聞くのです。手術で治れば、それをしてもいいと考えていたわけです。

私は、手術という治療方法はあると答えました。十分に開かない膀胱の出口を切って削って、出口を開きやすくする手術をすることもあります。いままでに1500人ほどの患者さんにその手術をほどこしています。この手術については後ほど詳しく書きます。

しかし、彼の場合は、薬を飲むことで症状が抑えられたわけだから、いまは手術をする必要がないと思うのです。頻尿がひどくて日常生活が破綻しているわけでもないし、ほとんど睡眠がとれないで健康が脅かされているというような緊急性もない。いまは手術の必要性がないという判断を伝えました。

手術という方法もあるのだと知ったことで安心したのか、彼は薬による治療を続けることに納得しました。患者さんの不安のなかには、さらに症状が進んで薬が効かなくなったらどうするのだろうか、というものもあるでしょうから、他の治療方法があることを知っただけでも気が楽になるはずです。

もうひとつ話したのは、中山さんのような排尿障害は、昔はきわめて少なかったということです。平均寿命が50歳程度という時代は、いまほど水分をとっていないし、排尿障害を起こす前に寿命が終わっているからです。平均寿命が80歳以上という時代に著しく増加したものなので、うまくつき合って生きていくのがベストなのだと思います。

中山さんは、3か月に1度のペースで通院するようになり、3年がすぎました。途中で半年ほど来院がなかった時期があるのですが、そのときは痒みがなくなったので薬を勝手に止《や》めて、痒くなったら飲むようにしていたそうです。それで3か月分の薬を半年かけて飲んでいた。こういう薬の飲み方は泌尿器に負担をかけるだけだから止めるように注意したことがあります。

最近は、陰嚢が痒くなることはほとんどないようですが、頻尿の傾向が出てきているようです。排便のおりおりに残便感を感じることもあると言っています。人間の発生学でいえば、胎児のときには膀胱と直腸は同じ臓器なので、膀胱と直腸の感覚は連動します。

これもまた排尿障害との関連が疑われますが、頻尿も残便感もどちらも気になる程度ということですので、症状がひどくなったときに検査して、新たに治療方針を立てればいいと考えています。

下部尿路（側面）

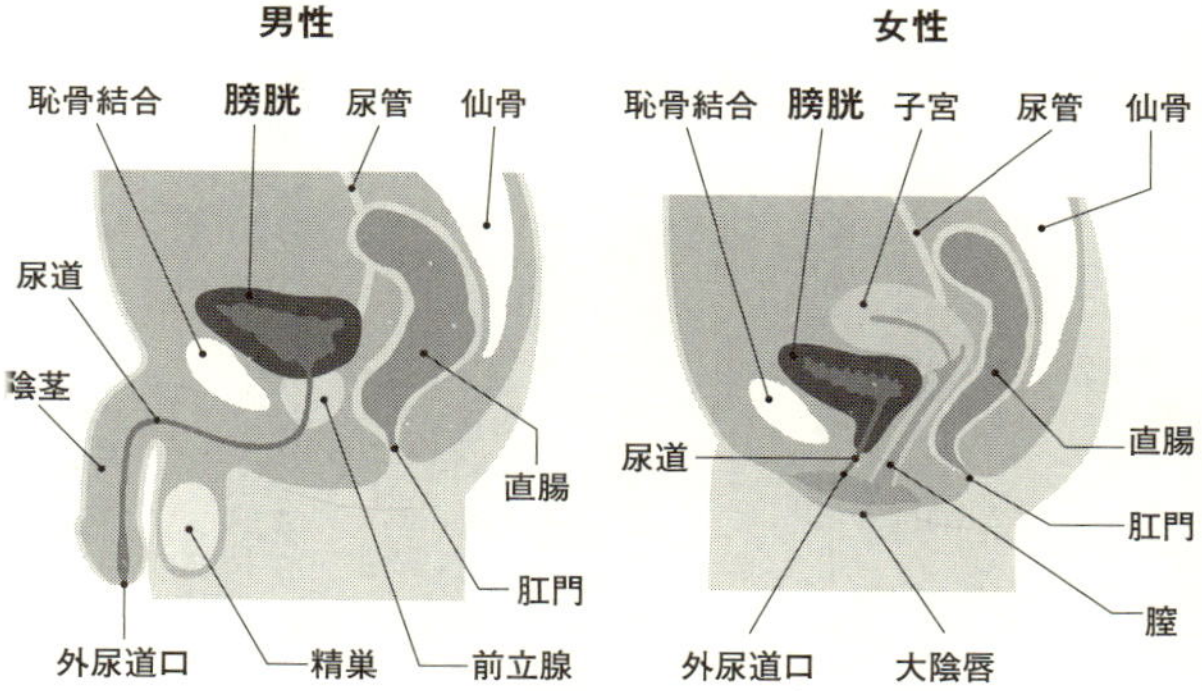

女性の尿道の長さは男性の5分の1

排尿障害について理解を深めてもらうために、話のなりゆきで中山さんという男性患者さんの症状と治療方法について詳しく書いてきましたが、ここからは女性の患者さんの場合について、丁寧に説明していきます。

女性の泌尿器は、膀胱の出口が尿道にそのままつながっています。膀胱に溜まった尿は尿道を通って、外尿道口から体外へ排出されます。男性にある前立腺、ペニス、陰嚢がないので成人女性の尿道は男性よりも短く、一般的に男性の5分の1ほどの長さの約4㎝です。男性の尿道は2か所で大きくカーブしていますが、女性の尿道は真っ直《ます》ぐに外尿道口へつながっています（上記図版参照）。

そのために女性は、細菌が膀胱に侵入することが原因の急性膀胱炎になるリスクが男性より高いのです。男性の尿道の長さは約20㎝なので、細菌が外尿道口から侵入しても、膀胱へ侵入する前に、たいていの場合、尿で押し流されてしまうのですが、女性の場合、細菌が外尿道口から尿道に侵入すると、尿道が約４㎝しかないので、細菌が膀胱へ侵入しやすいのです。

もちろん膀胱には自浄作用があり、侵入してきた細菌を殺そうとしますが、侵入してきた細菌の量が多かったり、疲労や体調不良などで身体の抵抗力が低下したりしていると、細菌が繁殖して急性膀胱炎になります。症状は、尿に血がまじる血尿、頻尿、排尿時の痛み、排尿したはずなのにまだ膀胱に残っているような感じがする残尿感、尿が濁る、などです。その他に排尿障害と同じ症状が出ることがあります。

急性膀胱炎の原因は、下痢などで大腸菌が尿道へ侵入する場合もありますが、出産未経験の女性は、セックスをしているときに外尿道口へ雑菌が侵入するのが原因であることが多いです。出産を経験していない女性は、膣口から外尿道口にかけて処女膜がスカートのようについているので、セックスの最中にペニス表面の雑菌を外尿道口に誘導しがちだからです。

細菌の侵入が原因の急性膀胱炎は検査ですぐに判明しますし、抗生剤や抗菌剤の服用で症状は治まります。症状が強いときは対処療法で鎮痛剤や排尿改善剤を処方します。

膀胱炎で悩み苦しんでいる女性患者さんは少なくないので、細菌が原因ではない急性膀胱炎についても説明しておきましょう。

急性膀胱炎は、花粉症などでアレルギーの薬を飲んでいる人が発病することがあります。その薬の副作用で膀胱粘膜に蕁麻疹《じんましん》に似た発赤が出現するアレルギー性の急性膀胱炎です。アレルギーを抑える薬でアレルギー反応が起きてしまい、症状は細菌性の急性膀胱炎と同じなので、患者さんによっては強い不安を感じるようですが、そのアレルギーの薬を中止すれば症状はすぐに治まります。

また、これは女性だけではありませんが、1～6歳ぐらいまでの子どもに多く、まれに成人がかかることもあるウイルス性の出血性膀胱炎があります。風邪気味であったり、風邪をひいたりしたあとに、風邪の原因ウイルスが引き起こす急性膀胱炎です。症状は他の急性膀胱炎と同じですが、膀胱の過敏性をやわらげる薬を使い、風邪が治れば症状は治まります。

排尿障害による慢性膀胱炎

26歳の女性患者さんが急性膀胱炎の症状を訴えて来院されたことがありました。半年前から急性膀胱炎の症状が4回も出現し、婦人科の医者にかかっていました。しかし5回目の急性膀胱炎症状が出たので、泌尿器科を専門とする医者の診察をうけることにしたのです。排尿時の痛みがひどく、デリケートゾーンに不快感がありました。

尿の検査をすると細菌性の急性膀胱炎でした。抗生剤を処方して様子をみることにし、いったんは症状が治まったのですが、1か月後にまた同じ症状が出てきたのです。

これはおかしいと思い、内視鏡で入念な検査をしました。結果、膀胱の出口が十分に開かないことで起こる排尿障害による慢性膀胱炎の症状だったことがわかりました。膀胱の出口が硬化していて十分に開かず、尿道も石灰化して狭くなっていました。この患者さんのケースは、細菌性急性膀胱炎と慢性膀胱炎の合併でした。

その後、排尿障害の治療を続けていくと、細菌性急性膀胱炎にならなくなったのです。

その理由を説明します。排尿障害で膀胱に物理的な負担がかかると、膀胱を守っている白血球が次第に興奮し、膀胱内の常在菌やわずかな雑菌に対して攻撃をしかけるようになります。攻撃をうけた常在菌や雑菌は増殖して対抗するので、さらに白血球は増え、一見すると細菌性の急性膀胱炎症状が現れるのです。

つまり排尿障害による慢性膀胱炎の症状があるために、細菌性急性膀胱炎が引き起こされていたと考えられます。その慢性膀胱炎も軽快していき、日常生活を取り戻しました。

泌尿器科の医者ならばわかっていることですが、急性膀胱炎と慢性膀胱炎は、症状は似た部分はあっても別々の膀胱炎です。すでに説明しましたが、急性膀胱炎の場合は、細菌やウイルス、アレルギーなど、急性ならではの原因があり、これは慢性膀胱炎の原因とは異なります。

ただ、泌尿器科の専門医ではない医者のなかには、急性膀胱炎が慢性化すると慢性膀胱炎になる、と誤解している人もいます。急性膀胱炎が慢性化した患者さんはいますが、それは急性膀胱炎を繰り返しているのであって、慢性膀胱炎ではないのです。この誤解の延長として、尿に細菌などの異常がない慢性膀胱炎症状の患者さんを「おしっこの検査は異常ないので、気のせいでしょう」と診断してしまうことがあります。

慢性膀胱炎の原因の多くは、膀胱の出口が十分に開かないことで起こる排尿障害なのです。膀胱の出口が十分に開かないことに着目して治療をしなければ改善できません。

女性の排尿障害は、もちろん男性と同じ原因で発症します。やはり膀胱の出口が十分に開かないことが原因になっていることがたいへんに多い。

そのような排尿障害の症状は、1日に8回以上トイレに行く頻尿、トイレのために起きなければならない夜間頻尿、排尿後に尿漏れしたり咳やくしゃみなどで漏れてしまう尿失禁、排尿後も残っている感じがする残尿感、尿が二筋になったり散ったりする尿線分裂、尿がチョロチョロしか出ないとか、したいのに出にくい症状など、男性の症状と同じです。

排尿障害による関連痛ですが、膣、クリトリス、肛門と膣の間、肛門などデリケートゾーンが痒くなることが多い。痒みを感じる場所が顔とか頭皮など全身あちこちにわたることがあるのは、これまで書いてきたとおりです。その他の関連する症状や病気は168ページ以降にリストアップしています。

女性ならではのドクターショッピング

デリケートゾーンに痒みとして症状が出た場合は、眠っているときなどに掻き壊してしまい掻痒症になることがあります。痒い部分が、ひどい擦り傷になって赤く腫れ、じゅくじゅくと滲出液が出て、不快であるばかりか下着などで擦れて痛むようになることもあります。歩きにくくなることは言うまでもありません。

そうなると女性の患者さんは、たいてい婦人科のクリニックで診察をうける。デリケートゾーンのトラブルですから、まず婦人科で診てもらおうと考えるのは当然で、皮膚科や泌尿器科のクリニックへ行く患者さんは多くありません。しかし、どのような医者でも、排尿障害による痒みの治療をしなければ、いつまでたっても治らない。

多くの医者は、真菌（カビ）に感染してなる膣カンジダ症を疑うでしょうが、皮膚を検査しても真菌が発見できないから、痒みの原因がわからないのです。下着や生理用ナプキンでひどく蒸れたり、尿が付着したりして痒くなったのだろうという診断をうけて、薬を処方されるのでしょうが、もちろん、その治療では排尿障害が原因の痒みは治まりません。アレルギーを疑われて治療をうけた場合も同じ結果になります。症状は改善せず、悩んだあげく、さまざまな医者をめぐるドクターショッピングをすることになりかねない。

「この痒みは原因不明なので、心の病気かもしれないから心療内科へ行きなさい」と、婦人科の医者に言われた患者さんが来院したこともあります。彼女はインターネットを検索して私のブログにたどり着き、排尿障害による痒みがあることを知って、治療をうけてみようと来院されたのです。

来院された患者さんには問診し、入念なエコー検査をして、痒みの原因が排尿障害であれば、その治療を開始します。

女性陰部のナイフで刺されるような痛み

痒みだけではありません。排尿障害によって、デリケートゾーンに激しい痛みの症状が起きることもしばしばあります。

2015年の夏のことです。北関東から、結婚を翌年に控えた32歳の女性の患者さんが父親に連れられて来院されました。症状は、排尿後に出現する膣の激しい痛み。本人は「ナイフで刺されるような痛み」と表現していましたが、実際、あまりの痛みに歩行も困難なほどでした。

膣の激痛が始まったのは、来院の1か月ほど前。排尿後に突然、膣に耐えがたい痛みの発作が起きたそうです。その後も排尿後の激痛は続き、地元の大学病院を受診。原因不明の陰部疼痛症《とうつうしょう》と診断され、9日間入院して、婦人科と泌尿器科の治療をうけました。しかし、症状はまったく改善しなかった。

結婚前の娘の身を案じた父親は、セカンド・オピニオンを求めてインターネットを検索し、私のブログにたどり着きました。そして藁《わら》にもすがる思いで、遠路はるばる私のクリニックを訪ねて来たのです。彼女は待合室で診察の順番を待っている間にも激痛に見舞われ、うずくまって泣いていました。それほどの痛みでした。

エコー検査をすると、膀胱三角部と膀胱括約筋が肥大・硬化し、膀胱頸部が膀胱内側に盛り上がっていました。この状態では膀胱の出口が十分に開かないことは明らかです。私は排尿障害による膀胱刺激症状と診断しました。このケースもやはり、痛みの原因となっていたのは、膀胱の出口が十分に開かないことで起こる排尿障害だったのです。

排尿障害治療のため、膀胱内部の筋肉の緊張をやわらげる薬を処方すると、陰部の痛みは2週間で半減、1か月後には完全に消失しました。翌年、彼女は婚約者と無事に結婚。今も3か月に1度、父親と共に通院されています。

現実の医療制度の壁

排尿障害の原因の多くは、やはり膀胱の出口が十分に開かないことです。

体質的に膀胱の出口が開きにくい人が排尿することで、膀胱や尿道が経年変化し、よりいっそう膀胱の出口を開かなくさせてしまうのです。男性の前立腺が石灰化するのと同じ理由で（42ページ参照）尿道が石灰化し狭くなることもあります。この場合の経年変化は、体質によってほんの数年間の場合もあれば何十年間の場合もありますので、中高年だけではなく、10代の若者でも排尿障害を起こすことがあるのです。

治療方法は、膀胱と尿道の筋肉の緊張をゆるめて、興奮を抑える薬を飲んでもらい、様子をみていく治療になります。デリケートゾーンの掻痒症には、ワセリンを含んだ塗り薬を処方することも、もちろんあります。

ところが、薬に関しては、たいへんに困っていることがあります。

というのは、膀胱と尿道の筋肉の緊張をゆるめて、興奮を抑える薬はいくつか種類があるのですが、これまでの治療でいちばん薬理効果が高いと確認できているハルナールやユリーフ、フリバスといった薬が、前立腺肥大症を治療する薬に分類されているからです。

つまり、前立腺肥大症は男性だけの病気なので、この薬を女性に処方すると健康保険の適用外になってしまうのです。処方することはできても、べらぼうに高価な薬になってしまう。仕方がないので、薬理効果が少し弱くても女性には保険適用になる薬を処方せざるを得ません。

このことは10代の男性も同じです。前立腺肥大症は50歳前後からかかることの多い男性の病気だから、10代の排尿障害のある男性患者さんに、前立腺肥大症を治療する薬が効くと考えて処方したくても、やはり健康保険の適用外になってしまう。

間質《かんしつ》性膀胱炎という病気があります。これは1日数十回という頻尿やデリケートゾーンの強い痛みが代表的な症状で、原因不明の膀胱炎です。この間質性膀胱炎の男性患者さんに前立腺肥大症を治療する薬のハルナールやユリーフ、フリバスを服用してもらうと、症状が軽快していくことがあるのを確認できています。ところが女性の間質性膀胱炎の患者さんへ処方すると、これもまた健康保険の適用外になってしまう。

女性の間質性膀胱炎などの病気にも効くということで、何億円もかけて臨床試験をしたハルナールは、結局のところ健康保険の適用にはならなかった。厚生労働省が、むやみやたらに健康保険の適用範囲を拡大しないという慎重な姿勢であることは正当に理解していますが、排尿障害を治療する医者として、何とか解決してほしい問題です。

膀胱の出口が十分に開かない体質の人が排尿障害を起こして、さまざまな苦しい症状に悩まされているときに、前立腺肥大症の治療薬ハルナールが効くことは、多くの患者を治療してきた私にはわかっていることです。排尿障害で苦しんでいた女性の患者さんが「夫が飲んでいるハルナールを試しに飲んでみたら、劇的に効いた」と報告してくれたこともありました。

にもかかわらず、女性の排尿障害の患者さんに対するハルナールの処方を健康保険の適用範囲に含めようという動きが出てこないのは、やはり排尿障害が膀胱や尿道の病気の原因になっていることが広く知られていないからだと思います。

前立腺肥大症の治療薬ではなくて、排尿障害の治療薬に分類してくれるだけで、女性や子どもの患者さんへも健康保険適用で処方できるようになる。どうにも仕方のないこの国の現実かとは思いますが、ぜひ考えてほしいところです。

女性と子どもの患者さんには、少しでも症状を改善するために、ささやかなアドバイスをしています。ドラッグストアで買える薬の中に、膀胱や尿道の筋肉の緊張を少しだけれど抑える効果のある薬があるから、飲んでみたらどうかという提案です。サプリメントと呼ばれる栄養補助食品にも、同じような効果を少しだけもたらすものがありますから、それも併せて伝えたりもします。

また、膀胱と尿道を電磁波でマッサージして症状を緩和するという治療方法がありますので、それを勧めることもあります。この電磁波マッサージ器は３００万円という高額なものなので個人で購入している患者さんはいませんが、私のクリニックでは数年前から１台設備しています。これは「ＮＩＣＯ Ｗａｖｅ」（日本光電工業）という磁気刺激装置で、高周波のコイルで磁力線を発生させて骨盤底筋や神経を刺激するために開発された医療器具です。

1回につき25分間マッサージするのですが、着衣のまま椅子に座り、椅子に仕掛けられた磁気刺激装置で、膀胱と尿道の筋肉の緊張をほぐすのです。座面がバイブレーションするのではなく、磁力刺激を与えて膀胱と尿道をマッサージするので、身体の中で振動を感じますが、痛みはまったくありません。この電磁波マッサージで決定的に症状が抑えられることはありませんが、薬との併用で症状が緩和される患者さんもいます。

このように患者さんが気持ちのよい人生をおくれるように、私は最大限の創意工夫と努力をしているつもりです。

第3章　膀胱は不思議な臓器

膀胱の生い立ちを考える

排尿障害についてさらに論じていくその前に、この章では、知っているようで知らない膀胱について、もう少し詳しくお話ししたいと思います。

個人差はありますが、成人の膀胱は３００ccから５００ccほどの尿を溜めることができます。膀胱は尿を溜めるタンクの機能があるのはもちろんですが、溜めた尿に圧力をかけて押し出す働きがあります。尿を溜めて膨らんだり、尿を押し出すためにぎゅっと収縮して圧力をかけるので、大きくなったり小さくなったりする臓器です。

このことは、ほとんどの人が身体的実感で理解していることです。尿が溜まると膀胱が膨らみ、排尿時には膀胱が尿を絞り出しているような実感がある。

そのような身体的実感から、たぶん膀胱は筋肉でできているのだろうと思われるでしょうが、それは半分正解で、半分不正解。筋肉だけではなく粘膜や漿膜《しょうまく》（臓器を包むいちばん外側のカバー）の部分があるからです。膀胱の袋には、筋肉があって厚みがあるところと、粘膜や漿膜だけの薄いところがあるのです。

膀胱がどこにあるのかも、誰もが身体でわかっています。下腹部に尿が溜まったという実感があるからです。

人間は普通1日に4~5回はトイレに行きますから、そのたびに膀胱の存在を何気なく感じています。走ったあとに心臓がドキドキすることで心臓の存在をあらためて感じたり、食べ過ぎたあとに胃がもたれると胃の場所がわかったりするのと同じように、膀胱は必ず1日に4~5回その存在を感じる、フレンドリーな臓器ということが言えます。

このように、誰にでも存在がわかりやすくて馴染《なじ》みのある臓器だから、膀胱は袋状の単純な臓器なのだと思われがちです。しかし、膀胱もまた他の臓器と同じように、それなりに十分に複雑な臓器なのです。

膀胱が不思議な臓器だと思うのは、その生い立ちを考えるときです。

子宮のなかで誕生した胎児は、臓器を作りながら成長してゆきます。その初期には他の臓器と同じように膀胱はまだできあがっていません。初期の胎児の排泄《はいせつ》は、総排泄腔《こう》という袋状の臓器がおこなっていて、総排泄腔はヘソの緒で母体とつながっています。

胎児が成長してくると、この総排泄腔の真ん中にくびれができて、そのくびれが深くなっていき、次第に総排泄腔が前後ふたつに分離していきます。この場合の前後とは、前がお腹側、後ろが背中側です。

総排泄腔が完全に分離すると、その前側が膀胱になり、後ろ側が直腸になります。つまり膀胱と直腸は、もともと総排泄腔という同じ臓器だったのです。ですので、膀胱の中枢神経と直腸の中枢神経は、脊髄のなかで非常に接近した場所にあります。膀胱が刺激をうけると、その刺激は脊髄で信号となって直腸に伝わり、直腸を刺激します。その逆もあり、直腸が刺激をうけると膀胱が刺激されるという、相互の関係にあるのです。

そのために膀胱炎になると、その信号が直腸に伝わり下痢や残便感などが出てくることがありますし、便秘や下痢になると、膀胱へ信号が伝わり頻尿や残尿感などが出てくることがある。膀胱と直腸は、とても密接な関係にあるのです。

ところが不思議なのは、膀胱の粘膜組織像と直腸の粘膜組織像が異なることです。膀胱は伸び縮み可能な移行上皮という粘膜組織像で、直腸は長い円柱形の円柱上皮という粘膜組織像なのです。この移行上皮と円柱上皮は、まったく異なる粘膜組織像です。

なぜ、ひとつの総排泄腔という臓器から分離した膀胱と直腸の粘膜組織像が、まったく異なるのか、まだその理由がわかっていません。これは本当に不思議なことだと思います。

患者さんの膀胱を診察するときに、なるべく根源的なところから診ようと心がけていますから、私はいつもこの不思議さを思います。優秀な科学者たちがわからないことでも、それはなぜなのだろうと、常に考えている医者でありたいのです。そうやって考えているうちに、新たな治療方法のヒントを思いつくかもしれないからです。

膀胱の構造

膀胱の構造は、次の3つに分けることができます（88ページ図版参照）。

①膨らんだり収縮したりするタンクである膀胱本体（膀胱体部）

②膀胱の出口にあたる膀胱頸部

③膀胱の出口付近から尿道へ伸びるセンサーにして原動機である膀胱三角部

膀胱本体は、尿を溜めて膨らみ、一定の量まで我慢し、脳中枢の許可が下りると、膀胱を収縮させながら膀胱の出口を開き、尿を尿道へ押し流して排尿します。

膀胱の出口が開くというのは、膀胱頸部がゆるんで開くことです。しかし十分に開かな

膀胱と尿道（正面）

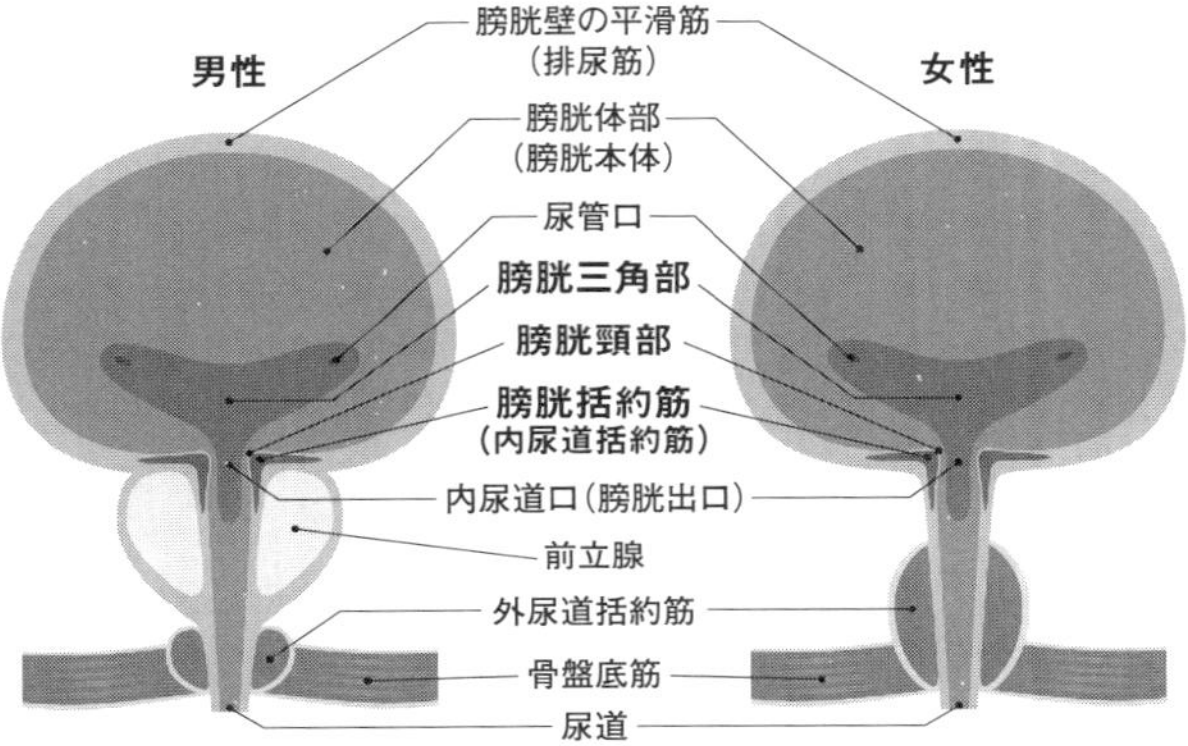

いと正常に排尿できない。排尿障害の患者さんは、さまざまな原因でこの膀胱頸部が十分に開かなくなっているので排尿障害になるのです。

それなのに大多数の泌尿器科医は、膀胱が例えば膀胱炎という病気になって炎症を起こしているから、それが原因で排尿障害になると考えています。ところが排尿障害の患者さんの膀胱をエコー検査や内視鏡検査で精緻に検査したときに、炎症が見つからないことはざらにある。つまり、膀胱炎という病気ではなく、膀胱炎の「症状」を発症しているだけなのです。こういう状態を、膀胱炎だと診断するのは理屈に合わず、短絡的です。膀胱に炎症がないのに、なぜかその症状が出ている、というところから考えてほしいのです。

排尿障害の患者さんたちの膀胱をしっかりと診察すれば、膀胱頸部が十分に開かないために膀胱炎の症状が現れているということがわかるはずです。それが現実なのですから、この現実を膀胱炎と診断するのは、現実を飛び越えた診断になってしまう。

では、なぜ膀胱頸部が十分に開かなくなるのかといえば、そのひとつの原因は膀胱三角部が敏感になりすぎたり、あるいは変形してしまっているからです。

膀胱三角部は尿管を由来とする組織

膀胱三角部というのは、膀胱から尿道へ伸びている組織です。形状としては漏斗《じょうご》のような形をしています。膀胱の一部をなし、尿を膀胱から尿道へみちびく原動機であり、排尿したいと感じるセンサーでもあります。

しかし、膀胱三角部を支配する神経と、膀胱本体と膀胱頸部を支配する神経は、その系統が異なります。なぜなら、膀胱三角部は尿管を由来とする組織なので、膀胱の一部ではありますが、膀胱本体を支配する神経の系統ではないからです。膀胱三角部を支配する神経系統は、尿管と同じ神経系統なのです。

この膀胱三角部が尿管を由来とする組織であることは、自分で調べてみてわかったことでした。医大や研修で教えてもらったことがない。つまり泌尿器科の教科書には載っていない知識なのです。だから教科書をアテにしている泌尿器科の医者は、膀胱三角部が尿管を由来とするという知識がないので、膀胱三角部が特別に敏感である理由を理解していないのです。

その膀胱三角部を支配する神経は、膀胱本体と膀胱頸部の神経より、はるかに鋭敏です。膀胱本体と膀胱頸部が鋭く反応しないような小さな刺激であっても、膀胱三角部だけは実に鋭く反応します。膀胱本体の中にあって最も感じやすい組織なのです。

そのために膀胱本体に尿が溜まってくると、膀胱が膨らんで内圧が高まったという情報を最初に感知するのは膀胱三角部になります。

また膀胱三角部は排尿をするために動く原動機でもあります。排尿時の膀胱の出口は、膀胱頸部がゆるんで開くと同時に、膀胱三角部が適度に収縮します。こうして膀胱頸部と膀胱三角部が共同して動き、膀胱の出口を排尿しやすい形状にするのです。

このように正常に膀胱三角部と膀胱頸部が共同して働けば、膀胱の出口が十分に開くわけですが、しかし膀胱三角部が鋭敏な組織であるために発生するトラブルがあります。

例えば膀胱三角部が、たぶんに体質的な原因で度を越して鋭敏になると、ささいな刺激で緊張するようになります。そうなると膀胱に尿が少しでも溜まると、膀胱三角部は排尿したいという情報を発信する。ようするに頻尿になるわけです。

あるいは、膀胱の出口を開くときに、膀胱三角部が何らかの原因で正常に収縮しないと、いくら膀胱頸部がゆるんでも、膀胱の出口は尿を排出しやすい形状になりません。つまり十分に開かなくなる。

それでも膀胱は溜まった尿を無理に押し出そうとするので、出口に相当程度の負担がかかる。排尿するたびに負担がかかるわけですから、膀胱出口の膀胱三角部と膀胱頸部は負担に負けて変形し、膀胱のコントロールをおかしくしてしまう。その結果、膀胱の出口がますます開かなくなってくる。

この膀胱の変形や制御不能は、たぶんに体質的な条件によってさまざまに起こります。数年という短期間でも起こり得るし、何十年も負担がかかれば当然です。したがって、子どもだろうと大人だろうと、年齢に関係なく膀胱の出口が十分に開かない人がいるのです。

膀胱の出口が十分に開かなくなると、尿の流れ方や流量が正常ではなくなります。それが要因となって、膀胱本体と膀胱の出口から先の前立腺や尿道に、病気や症状が発生する可能性が高まるわけです。つまり、膀胱本体の筋肉が変形したり、前立腺が肥大したり、尿道が狭くなったりする。そうなると、尿の出がわるくなって、頻尿や尿漏れなどを起こす。これが排尿障害です。

排尿障害になれば、膀胱や前立腺、尿道から脊髄中枢へと発信される情報が、混乱したり多くなりすぎたりして、脊髄中枢のさまざまな神経を刺激して、脳の情報処理を誤らせるので、身体のあちこちに痒み、痺れ、痛みなどの症状が出てくることにもなります。

ここまで膀胱について知ると、馴染みある膀胱が、単純な臓器だと思わなくなるでしょう。

なぜ尿は黄色いのか

尿とは何か、ということを説明すると、膀胱についての理解が促進されると思います。また、尿がわかれば、泌尿器全体についての理解も深まると思います。

泌尿器とは、腎臓、その腎臓と膀胱をつなぐ尿管、そして膀胱、その膀胱から尿を体外に排出する管である尿道までのことをいいます。ひとことで言えば、尿をつくって体外に排出する器官が泌尿器です。

その尿がどこでできるかといえば、腎臓です。

口から入った食べ物や水分は、胃で消化されて、小腸で栄養や水分が吸収され、大腸がさらに水分を吸収し、必要のないものは大便になる、ということは多くの人が知っていることです。ところが、腸で吸収された栄養や水分が、そのあとどうなるのかは案外、知らない人が多い。

小腸で吸収された栄養と水分は、肝臓へ運ばれます。肝臓は栄養を仕分けして栄養素に変え、血液によって身体中の細胞へデリバリーする。また肝臓は栄養素を貯蔵したり、有害な物質を無毒化したり、老廃物を胆嚢へ送るなどの仕事もします。水分はそのまま血液で身体中に配ってしまう。

血液は身体中の細胞をめぐって栄養素や水分をデリバリーしながら、同時に細胞の老廃物をうけとって腎臓へと運びます。腎臓は身体の左右にひとつずつ合計ふたつあり、ひとつの大きさは長さ約12㎝、そら豆形をしていると表現されることが多いです。

この腎臓が血液をきれいにする。腎臓は血液を浄化する化学工場のような臓器です。老廃物と余分な水分を取り除いて、きれいになった血液を身体に戻す。老廃物と余分な水分は、腎臓から尿管を通って膀胱へ運ばれる。それが尿なのです。

尿が黄色いのは、老廃物のなかにヘモグロビン由来の黄色い成分があるからです。寝起きの尿がやや濃い黄色であるのはわりと自然なことですが、よほど黄色かったら何らかの泌尿器の病気を疑ったほうがいいと思います。一日の活動中に濃い黄色の尿が出たときは、たいていは水分不足です。反対に透明な尿が出るときは水分のとりすぎです。

尿に血が混じっていたり、白濁していたりするときは、何らかの病気にかかっている証拠ですから、手遅れにならないうちに、すぐに泌尿器科の医者に診てもらったほうがいい。妙に酸っぱい臭いがするとか、やたらに泡立つというのも、病気にかかっているサインです。

尿といえばアンモニアが混じっているとよく言われますが、これもまた誤解です。人間の体内では、食べ物のタンパク質などを分解したときにアンモニアが発生するのですが、アンモニアは有害ですから肝臓が処理して安全な尿素に変えます。その尿素は、腎臓で尿に溶け込み、尿として排出される。ただし尿素は24時間ほどするとアンモニアに戻ってしまうので、尿にはアンモニアが含まれているという誤解が生まれたのだと思います。

尿は老廃物が溶け込んだ水分だと知ると、汚れていて雑菌でもいるのだろうとイメージされるかもしれませんが、健康な尿は麦の香りで無菌です。

膀胱を理解するために知っておきたい12の病気

ここで、膀胱にかかわる病気について、まとめておきたいと思います。これらの排尿障害にかかわる病気を知ることによって膀胱への理解が深まるはずです。

おおよそ12種類の病気があります。

①急性膀胱炎

主に細菌が原因の膀胱炎です。頻尿、血尿、排尿時の痛み、尿が濁る、下腹部の痛みなどの症状があります。

ほぼ女性がかかる病気で、まず男性はならない。なぜかと言えば、女性の尿道は男性の約5分の1ほどと短い約4㎝の長さなので、膀胱へ細菌が侵入しやすいからです。男性の場合は外尿道口から細菌が尿道へ入っても、すぐには膀胱へ届かないし、尿で押し流されてしまうので、めったに急性膀胱炎にはならないのです。

出産未経験の女性は、セックスをしているときに外尿道口から尿道へ細菌が侵入するのが急性膀胱炎の原因であることが多い。処女膜の形状が出産経験のある女性と異なるので、細菌が侵入しやすいのです。抗生剤や抗菌剤で治りますが、それらの薬で治らないとすれば、他の種類の膀胱炎もしくは膀胱炎症状です。

②慢性膀胱炎

急性膀胱炎症状が、繰り返し定期的に出現する膀胱炎です。細菌感染が認められないことがしばしばあり、患者さんが自覚していない排尿障害が原因になっていることが少なくありません。その場合は排尿障害の治療をすれば軽快します。女性は⑪の「膀胱子宮内膜症」が原因の場合があります。

③過活動膀胱

細菌感染がない、膀胱炎症状です。細菌性の急性膀胱炎と同じ症状、さらには尿意切迫、尿漏れなどの症状が出現します。原因不明と診断した膀胱炎症状につける病名です。しかし②同様、患者さん自身も自覚していない、膀胱の出口が十分に開かないために起こる排尿障害が原因になっていることが少なくありません。医者が排尿障害に着目しない場合は、往々にして原因不明と診断されてしまいますが、原因が排尿障害であれば、その治療をすれば症状が改善します。

④膀胱疼痛症

性器、膣、肛門、下腹部などが発作的に痛み、その痛みが持続する症状が出現します。ひどく悩むほどの頻尿や尿意切迫、尿漏れの症状はありません。原因不明と診断した膀胱疼痛症状につける病名です。しかし②、③同様、原因が排尿障害であることが少なくなく、その場合は、治療をすれば症状が改善します。

⑤間質性膀胱炎

極端な頻尿や痛みなどの症状が出現します。精密検査をしても原因や理由がわからない膀胱炎症状を、間質性膀胱炎と診断する医者が多いです。その診断にしたがい、膀胱水圧拡張術という対処治療を勧められることも多い。

しかし、先述の②、③、④同様、患者さんが自覚していない排尿障害が原因の場合が少なくありませんから、その場合には、その治療を優先したほうがいいと考えます。排尿障害を治療すれば軽快します。「間質」とは医学用語なので一般の人には馴染みがない言葉ですが、臓器や組織の実質を支えたり、結合させたりしている組織のことです。

⑥神経因性膀胱

尿が出ない、あるいは極端に出にくい症状が出現します。膀胱の尿を押し出すための筋肉、つまり排尿筋が弱くなったのが原因と診断されることが多いです。そのために別のクリニックで1日6回の自己導尿（自分で細い管であるカテーテルを尿道から膀胱まで差し込み、溜まった尿を体外へ出す）をするように指導された患者さんがいました。

しかし、排尿時には、膀胱内にある尿そのものの重力、腹筋による圧力などがかかるので、排尿筋が弱くなったことだけが尿が出なくなる原因とは考えられない。膀胱の出口が十分に開かなくなって、そのことが原因で膀胱が変形したり、例えば前立腺肥大症になるなどの排尿障害が原因であると考えて、その治療を優先したほうがいいと考えます。

⑦膀胱尿管逆流症

尿の流れは「腎臓↓尿管↓膀胱↓尿道」と一方通行ですが、尿管口の逆流防止弁作用が不完全だと、膀胱に溜まった尿が「膀胱↓尿管↓腎臓」と逆流することがあります。それが膀胱尿管逆流症です。

膀胱尿管逆流症が原因で、腎臓や腎盂《じんう》（腎臓の一部で尿管に接続するところ）が炎症を起こすと、腎盂腎炎になります。症状は高熱や血尿などです。この腎盂腎炎という病気の怖いところは、敗血症などの生命を脅かす深刻な病気をさらに引き起こすことです。尿の逆流で細菌が腎臓に侵入すると、細菌性の急性腎盂腎炎になることもあります。腎盂腎炎になったことがある患者さんには、ほぼ膀胱尿管逆流症があるので、この治療をしないかぎり、腎盂腎炎を再発する可能性がきわめて高い。

そして膀胱尿管逆流症は、排尿障害が原因で起こることが多いと考えます。なぜなら膀胱の出口が十分に開かないので、お腹に力を入れて排尿するようになる。そのときに膀胱の内圧が高くなるので逆流しやすくなるからです。まずは排尿障害を疑い、排尿障害ならばその治療をするべきです。

⑧尿管瘤《にょうかんりゅう》

腎臓から膀胱へ尿を運ぶ管である尿管の、膀胱に接続する部分が小さな風船のように膨らんでしまう病気です。

尿管瘤ができると、膀胱炎の症状や前立腺炎の症状が出現します。そのために原因不明の膀胱炎や前立腺炎と診断されることが多い。しかしエコー検査や内視鏡検査を精緻にすると、尿管瘤が発見でき、尿管瘤が膀胱を刺激して症状が出現していることがわかります。尿管瘤ができる原因は、先天性の尿管末端の不良です。治療方法は内視鏡手術です。

⑨膀胱結石

尿の成分には固まると小さな「結石」になるものがあります。シュウ酸カルシウムやリン酸カルシウムですが、これらが固まったのが結石です。結石はおおむね腎臓で固まるのですが、この結石が尿管を通過して膀胱に落ちると、通常は膀胱から尿道を通って体外へ排出されてしまいます。尿管は尿道よりも細く、その尿管を通過してきた小さな結石ですから、尿と一緒に排出できるのです。

しかし、膀胱の出口が十分に開かないために排尿障害になっている患者さんの場合は、往々にして膀胱の中に結石が残ってしまうことがあります。そうすると膀胱の中の結石が次第に大きくなっていき、膀胱炎の原因になって、頻尿や排尿時の痛み、血尿などの症状が出現します。

膀胱結石は体外から衝撃波やレーザー光線などを当てて細かく砕いて除去できます。それで膀胱結石は治療できますが、膀胱の出口が十分に開かない排尿障害を治療しなければ再発する可能性があります。膀胱結石は排尿障害とセットで治療すべきです。

また、一度でも膀胱結石になった患者さんは、生野菜の食べすぎに気をつける必要があります。生野菜を煮るとアクが出ます。アクはまさにシュウ酸やリン酸そのものです。野菜をとるときには温野菜や炒め野菜にしたほうがいい。あるいは生野菜とカルシウムを一緒に食べれば、消化器でカルシウムがシュウ酸、リン酸とくっついて、大便で排出されますから、シュウ酸、リン酸がそのまま血液中のカルシウムと結合して尿に混じるのを軽減します。

⑩**膀胱憩室《けいしつ》**

膀胱は、尿を溜めて、尿道へと押し出す動力装置がついたタンクですから、筋肉でできているのですが、粘膜と漿膜の部分があります。この部分は筋肉ほど強くないのです。このことを理解していないと膀胱憩室という病気がよく理解できません。

排尿障害のある患者さんは、排尿するときに膀胱の内圧が、排尿障害がない人より高くなります。膀胱の出口が十分に開かないのに、つまり尿の出がわるいのに、膀胱が尿を押し出そうとするのですから、圧力は膀胱内部に大きくかかります。

膀胱内部の圧力が高まったとき、筋肉の部分は強いので圧力をうけとめますが、粘膜と漿膜の部分は強くないので圧力をうけると膀胱の外側へ向かって、そこだけ膨らむことがあります。こういうことが日常的に何度も長期間続くと、膨らんだ部分が、袋状になってしまう。膀胱がひとつの部屋だとすると、袋状の「次の間」ができてしまうようなものです。それが憩室です。

憩室ができると、排尿しても憩室に尿が残ってしまうという現象が起きます。多少の出入りはあるだろうけれど、憩室に古い尿が溜まって残る。すると憩室に溜まって残ったままの尿は、だんだんと汚れてくる。例えば尿素がアンモニアに変化することがある。アンモニアは刺激性のある物質だから有害です。結果、憩室に炎症が起こる。まさに膀胱炎です。炎症が起これば白血球が集まってきて炎症を抑えようとします。すると今度は膿《うみ》が溜まってくる。そうなると尿が白濁するわけです。白濁するだけではなく、膀胱炎のいろいろな症状が出現してくる。これが膀胱憩室という病気です。

膀胱憩室は、ひどくなった場合には腹部にメスを入れて開き、膀胱憩室を切り取るという大きな手術をして治療します。しかし、憩室とまではいかない、弱い部分がちょっと膨らんだりする程度で重い症状がない場合は、排尿障害が根本的な原因なのだから、排尿障害の治療をすれば軽快するということがあります。

膀胱憩室を切り取るような大きな手術をしても、排尿障害を治療しなければ、また膀胱憩室になってしまう可能性が高いことは言うまでもないことです。

⑪膀胱子宮内膜症

女性だけの病気です。毎月決まって膀胱炎の症状が出現するという女性患者さんは、膀胱子宮内膜症が強く疑われます。本来、子宮にだけにあるはずの子宮内膜が、発生の途中で膀胱に取り残される病気です。子宮内膜は月経のたびに出血を繰り返すので、膀胱炎症状を起こします。治療方法は内視鏡手術ですが、婦人科の医者の立ち会いが必要とされます。

⑫膀胱腫瘍

膀胱にできる悪性腫瘍、つまり膀胱がんです。主に膀胱三角部以外の膀胱内部に発生します。悪性腫瘍が発生したときには自覚症状がほとんどなく、病気が進行すると血尿が出るので、そのときに膀胱腫瘍が発見されることが多いのです。

膀胱がんを発見した場合は、専門の病院で治療することを勧めています。専門の医者がいて、十分な医療設備があり、多くの症例を経験してきた専門の病院で治療するほうが、患者さんが納得できると考えるからです。

しかし、さまざまな検査方法と治療方法がありますので、その選択については相談にのることが多々あります。もちろん、患者さんの要望によって担当医として膀胱がんを治療することもあります。

以上が膀胱にかかわる病気です。

膀胱の素顔をスケッチのように書いてきました。日々何度もその存在を実感する馴染み深い膀胱ですが、さらに親しみをもっていただけたと思います。

第4章　初めての学会発表

不定愁訴《しゅうそ》の患者さんとの出会い

膀胱について、ある程度の基礎知識が備わったところで、排尿障害についてさらに詳しく見ていきたいと思います。

排尿障害という病態が、さまざまな症状を発症させて患者さんを悩ませて苦しめているということに気がついたのは、もう25年ほど前の話になります。

開業医になってから5年くらい過ぎた1995年ごろのことでした。

ひとりの患者さんが、近所の内科の医者からの紹介で来院されたのです。50歳前後の男性で、タクシーの運転手さんでした。仮に吉田さんとしておきましょう。その吉田さんは、頻尿と残尿感に始まり、排尿時の痛み、陰嚢の痛み、痺れ、痒み、ペニスの先の痺れと痛み、それればかりか頭が重いとか肩が張る、胃が重い、夜よく眠れない、疲れがとれないといった実に多くの症状を訴えていました。

いつも身体に不快な症状があり、疲労が回復せず、とりわけ陰嚢からペニスまでの部分が痛むので、クルマを運転する仕事なのにクルマのシートに座ると痛くてたまらず、さらには頻尿で何度もトイレに行きたくなるので、仕事ができなくて困っていました。最初は、ある泌尿器科医にかかったそうです。泌尿器とその病気の解説書を書かれている有名な医者でした。

診察の結果、「慢性前立腺炎」と診断されました。読んで字のごとく、慢性的に前立腺が炎症を起こしているという病名です。そこで前立腺の炎症を抑える薬が処方され、服用していましたが、いっこうに良くなりません。

慢性前立腺炎と「炎」がついた病気ですから、その診断が正しければ、間違った治療法ではないはずです。ところが、いつまでたっても症状が改善しないので、吉田さんはその泌尿器科での治療をあきらめ、次は内科の医院に行った。しかし泌尿器にまつわるいろいろな症状を訴えているものだから、その内科医は、やはり別の泌尿器科で診てもらうほうがいいと、近所にあった私のクリニックを紹介したのです。

そうやって来院された吉田さんを問診し、診察と検査をしてわかったことは、医者の言葉で言う「不定愁訴」の患者さんだったということです。不定愁訴の患者さんというのは、実に多くのさまざまな症状を訴えているけれど、細かく検査していっても病気の原因がわからない患者さんのことをいいます。

エコー検査をして膀胱と前立腺を診ましたが、膀胱には目立つような変形がなく、前立腺もやや大きくなっている程度で、肥大というほどではなかった。つまり前立腺「炎」の症状はあるけれど、前立腺肥大とも言い難い。ただ、排尿の勢いや量を検査すると、何度かお腹に力を入れて押し出していて、明らかに尿の出がわるい患者さんでした。

しかし、膀胱と前立腺にはその原因となるような異変がない。膀胱の出口が十分に開かないのかな？　ということが、ちらっと頭をかすめましたが、そのことに着目して治療を始めるのは、もうちょっと後のことです。

まずは、膀胱と前立腺の筋肉の緊張をやわらげる薬を処方して、飲んでもらいましたが、症状は改善しなかった。なにしろ25年も昔のことですから、薬理効果が現在の薬よりも低かったということはあるにせよ、何となく体調がすぐれないという症状は改善せず、陰嚢とペニスの痛みもとれない。したがって患者さんは仕事に出られない。これでは病気がつらいだけではなく、生活が追いつめられます。

なんとか治したいと考えた私は、膀胱の出口と前立腺をちょっと削る手術をする提案をしました。現在ならば、よく効く薬があるので、その薬を飲んでもらいながらもう少し様子をみると思いますが、このときは手術がベストの選択だと考えました。いまも昔も、私は安直に手術を勧めません。

その手術は、皮膚にメスを入れるのではなく、尿道口からごく細いパイプ状のカメラ付き手術器具を入れる、いわゆる「内視鏡の手術」と一般に呼ばれている手術です。

膀胱や前立腺の内視鏡手術は、私が医者になりたての40年ほど前からやられていた手術ですし、その方法も器具も進化していますから、安定した手術です。大腸ポリープを取る内視鏡手術をうけたという話をよく耳にすると思いますが、そういう手術と同じ方法の手術だと理解してもらえればいいでしょう。

そのような手術を、患者さんの負担が少なくて済むように工夫して、入院ではなく通院でできるようにしています。

私が患者さんに麻酔をほどこすので、麻酔科の医者を必要としませんし、看護師や助手もいらない。時間もお金もなるべく少なく済めば、患者さんの負担が減ります。だから輸血が必要になるような、限界ぎりぎりまで攻めるような手術はしません。気がかりなことがあれば、そこで手術を中止するほど慎重です。

現在では、手術の模様を大型モニターで患者さんと一緒に見て、説明しながら手術をしています。例えば「今回は半分だけ削るから、それで治らなければ、また次回に残り半分を削りましょう」と説明しながら手術をするのです。

積極的に治療したいと願っていた吉田さんは、内視鏡での手術に同意しました。私は、内視鏡を使って、膀胱の出口と前立腺の出口の表面の粘膜と筋肉を電気メスで少し削って、削ったところは焼き潰して止血するという手術をしたのです。

排尿障害の原因がわかった!

手術をほどこして数日後、吉田さんはそれまで悩み苦しんでいた症状がすべて治ったと報告してくれました。陰嚢とペニスの痛みも、頭や胃が重く何となく体調がすぐれないのも、きれいさっぱり治ったと言うのです。

その報告を聞いたときに、ピーンときました。

やはり膀胱の出口が十分に開いていなかったのが原因だったのだ! そして排尿障害の

原因はこれが多いのだと瞬間的に悟りました。すべての排尿障害の原因が、膀胱の出口が十分に開かないことに起因するとは言いませんが、病気の新たな原因を突き止め、新しい治療方法を発見した瞬間でした。

当時は、尿の出がわるいこと、つまり排尿障害が、さまざまな病気や症状を引き起こして、患者さんを悩み苦しませているという現実を、まったく認識していませんでした。いまになってみると、なぜ、それまで気がつかなかったのだろうと思うのですが、ブレークスルーというのはそういうものなのでしょう。

他人の言葉尻をとらえる意図はないのですが、この患者さんは有名な泌尿器科の医者によって慢性前立腺「炎」と診断されていたのです。しかし膀胱の出口を削る手術をしてみたら治ってしまった。つまり「炎」ならば炎症があるはずなのですが、手術では炎症の処置はひとつもしていないので、炎症は最初からなかったということになる。したがって炎症を低減させる薬をいくら飲んでも、症状が治まるわけがないのです。

診察や検査をしても病気が判明しなかったとき、仮の病名をつけて治療しながら、本当の病気をみつけていく治療の仕方もあります。しかし、吉田さんのケースは、そういう方法をとったわけではなかったと思います。患者さんが訴える症状の原因がわからなかったので、医者の知識のなかにある病名をつけてしまった。目の前の患者さんをきちんと診ることなく、病名を当てはめて治療してはいけないと、このときつくづく考えました。

私自身も症状と病名を十把ひとからげにして、慢性前立腺炎という病名をそのまま使っていたのですから、反省しました。炎症がなくても、排尿障害があれば慢性前立腺炎と同じような症状が出ることがあるのだと、自分に言い聞かせました。いまでは「慢性前立腺炎症状」と、より正確な言葉を使っています。

ともあれ、吉田さんのさまざまな症状が、膀胱の出口が十分に開かないことで発症していたという発見は、目から鱗《うろこ》が落ちるような経験でした。

それからは慢性前立腺炎の症状が出ている患者さんにエコー検査を入念にするようになったのです。膀胱の出口が十分に開くかどうかを、しっかりと診察するためです。

そして、膀胱の出口が十分に開いていない慢性前立腺炎症状の患者さんには、膀胱と前立腺の筋肉の緊張をやわらげる薬を処方しました。その当時の薬は、現在の薬に比べ薬理効果が低かったため劇的に改善する患者さんはいませんでしたが、みなさん少しずつ症状が治まる傾向にあった。この傾向が出てこない患者さんや、手術を希望する患者さんには、手術によって慢性前立腺炎症状を治療していました。

排尿障害が引き起こす「間質性膀胱炎症状」

そんな時期に、今度は頻尿に悩まされ、間質性膀胱炎と診断されて治療をうけていた若い女性の患者さんが来院されたのです。

間質性膀胱炎というのは、細菌が膀胱に入って発症する急性膀胱炎ではない、原因不明の膀胱炎の患者さんにつける病名です。急性膀胱炎は細菌を退治すれば治りますが、間質性膀胱炎は、原因はよくわからないけれど、とにかく頻尿に悩まされるのとデリケートゾーンに強い痛みを感じるのが代表的な症状です。膀胱の痛みを感じる患者さんもいます。

この病気は中年以上に多いと言われていましたが、この患者さんは、たしか23歳だったと記憶しています。尋常ではない頻尿に悩んでいたのです。さっそく、尿の出がいいかわるいか、勢いがあるかないかなどを検査すると、やっぱり出がたいへんわるい。膀胱の出口が十分に開いていないのです。

問診してみると、排尿障害に効く薬を含めて、何種類もの薬を処方されて治療をうけていたことがわかりました。しかし、これまでの薬による治療では症状がひとつも改善されていないのです。思い切って手術をしてみないかと提案すると同意されたので、手術をしました。膀胱の出口を少し削ったわけです。

結果、頻尿が治った。このことで間質性膀胱炎症状の患者さんのなかには、排尿障害が原因になっている人がいるのだと確信しました。こうなれば排尿障害について、ますます勉強して病気のメカニズムを解明しなくてはならないと思いました。

ちなみに、その後の私の治療経験からいうと「間質性膀胱炎症状」の患者さんの全員が、膀胱の出口が十分に開かないことで起きる排尿障害でした。

また同時に、排尿障害によって間質性膀胱炎症状や慢性前立腺炎症状になっている患者さんの手術をすることはできるけれど、手術をすればすべての患者さんが完治するわけではないのだということもわかりました。なぜなら何年かすると頻尿が再発する患者さんがいたのです。それはなぜか。

手術によって膀胱の出口や前立腺の出口の粘膜と筋肉を削るわけですが、この手術は膀胱の出口を十分に開くようにするのと同時に、膀胱と前立腺にできてしまったセンサー機能を少し削っていることでもあるのです。

このセンサー機能が敏感になりすぎると、過剰な情報が脊髄中枢の神経回路へ伝達されるので、脊髄中枢に情報があふれるようになって混乱する。あふれた情報が他の臓器や部分に伝達されてしまうので、頻尿や痛みなどが起きるわけです。ですから、そのセンサー機能を削って少し弱める。そうすると膀胱と前立腺から過敏さがとれて、脊髄中枢へ伝達される情報量が安定するので、頻尿や痛みなどが軽快する。

しかし、削ったところのセンサーから発信していた情報がなくなるから、脊髄中枢にある神経回路にしてみれば、いままで届いていた情報が届かなくなったと判断する。すると人間の身体はよくできていて、脊髄中枢の神経回路は、なぜ情報がこないのだろうと反応し、その情報をうけとろうとセンサーの復元を始めてしまう。そうなると数年で新しいセンサーを復元してしまうことがあり、それが再び敏感になってくると、膀胱の出口が十分に開いているにもかかわらず、手術前と同じ情報を発信するようになる。このようなケースが何度かあったのです。

これが再発のメカニズムです。再発した場合は、もう一度手術をして、敏感になったセンサーを少し削ってみてはどうかという提案をすることが多いのですが、入院もしなくて済み、なんだかんだと患者さんに負担をかけるような手術ではないので、たいていの患者さんは再手術に同意してくれます。

有名泌尿器科医からもらった気づき

こうして排尿障害が起こすさまざまな病気や症状の治療に、真正面から向き合ったのです。毎日、患者さんを診察し、週に何度か手術して、医学と泌尿器科の勉強を復習しました。西洋医学だけではなく東洋医学も、そして医学だけではなく、生物学、物理学、化学、気象学、地学、歴史学、民俗学など多分野にわたり、人間の身体と病気に関係していそうな書物を読んで勉強しました。

そうして学んで考えたことや、毎日の診療でわかったことを、インターネットにブログを開設して発表することにしました。ちょうどインターネットが一般に広く浸透し始めた時代でした。一介の開業医ですから、頻繁にマスメディアからお呼びがかかるわけでもなく、頼まれれば講演はするけれど大学で学生に教えているわけでもないので、ブログで自分の意見を発表して、悩み苦しんでいる患者さんに伝えられるのは有意義なことでした。また他の医者への情報伝達もできるし、ブログを読んだ患者さんが自分のかかりつけの医者に、こういう意見を発表している医者もいると伝えることもできるでしょう。

ブログの文章はなるべく噛《か》み砕いた表現にしたいのですが、ついつい医者の専門用語が多くなるし、プロのライターではないので、患者さんたちにはわかりにくいところがあると思います。それでもブログを読んで来院される患者さんが増えてくると、原因不明の膀胱炎症状や前立腺炎症状で悩んでいる患者さんたちのために少しは役に立っているのだなと実感することができました。

しかし、あるとき、さる有名な泌尿器科の先生が、ご自分のホームページかブログで「実体のないインターネットで、排尿障害についての自分の意見を得々と主張している先生がいるけれど、いかがなものか」というようなことを書いている文章を目にしたのです。

匿名ではなく堂々とお名前も出されているから、これは正当なご批判であり、ありがたい意見としてうけとめました。なにしろ私の考えに対する専門家による最初の批評なのです。批判や批評を嫌う人がいますが、私はわるいことではないと思います。批判や批評がなければ考えや研究は前進しないので、無視されるよりは、はるかに建設的なことです。

私の姿勢に正すべきところがあるのかもしれないと考えているうちに、その批判をくださった先生が、学会で慢性前立腺炎の患者さんの治療について発表したときにも「インターネットをやっている先生で、ブログで書いているだけの人がいる」というような発言をしたという話が耳に入ってきました。そこで、ふと気づかされたことがありました。

この批判の本質は、正式の場所で発表しない意見は議論に値しないと言っているのではないかという気づきです。たしかにそのとおりです。インターネットは広範囲の人たちに誰もが匿名で情報発信ができますが、しかし、不確かな情報が多く、不安定なメディアであることは間違いありません。医者にとって正式な意見発表の場所とは学会であり、論文発表です。学会で発表せずにブログに書いているだけでは、医者として十分に社会に貢献していることになりません。そのことに気づかされました。

私は、学会で自分の考えと治療の現実を発表しようと決意しました。学会にはまめに出席して勉強をしているつもりですが、自分の発表をしたことがなかった。毎日の診察と週に何回かの手術をしているので、症例や考えをまとめて発表資料をつくる時間がなかったのです。

しかし、こうなったら言い訳をしている場合ではありません。何が何でも時間をみつけて資料を作り、発表しようと心に決めました。そして連続的に3回、学会発表をすることになったのです。

初めての学会発表

そのひとつ、第96回日本泌尿器科学会総会（２００８年４月）で発表した『１日61回の頻尿が5回へ／頻尿治療としての内視鏡手術の検討』というテーマをわかりやすく抄録します。

そこでは４人の女性患者さんの症例を発表しました。女性患者さんばかりなのは、薬の保険適用の問題（79ページ参照）から、手術を希望する女性患者さんが多かったからです。この時点までに、女性患者さんの手術は１５０件ほどしていて、この４人の患者さんの症例は代表的なものでした。

ひとり目のAさんは、首都圏在住の60歳の女性です。頻尿とデリケートゾーン全体の痛みを訴えていました。

頻尿は著しく、最大で1日に61回トイレに行くことがありました。そのうち10回は寝床に入ってからですから、睡眠がとれないほどの夜間頻尿です。デリケートゾーンの痛みは毎日だいたい3回。この症状から日常生活が脅かされていることがわかります。

Aさんは過去3年間に3つの病院の泌尿器科で治療をうけ、いずれの病院でも「間質性膀胱炎」と診断されました。つまり原因がはっきりとわからない膀胱炎ということです。

それらの病院で、2度の膀胱水圧拡張術をうけています。この拡張術は、圧力をかけた水を膀胱に充満させて、膀胱を膨らませて大きくする目的と、膨らませての検査を目的とした治療方法です。入院の必要があり、麻酔をかけておこないます。

Aさんは、2回も膀胱水圧拡張術をほどこされたのですが、症状はまったく改善しませんでした。悩みと苦しみは続き、何とか治療したいと、私のクリニックの存在を知って来院されました。

エコー検査と排尿の勢いや量を検査してみましたが、その結果で言えば軽い排尿障害で

膀胱頸部（膀胱括約筋）切開の手順

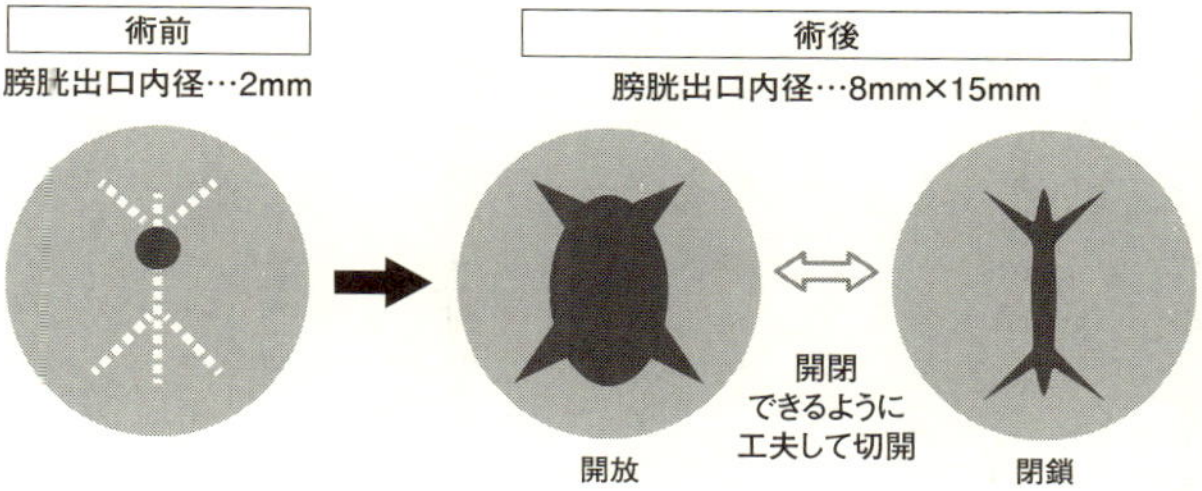

す。しかし排尿障害の程度は軽いのですが、膀胱の出口が十分に開かないどころか、ほぼ閉じている状態でしたので、手術という治療手段があることを伝えました。

その手術は、膀胱の出口の粘膜と筋肉を切って広げる「膀胱頸部切開」と、膀胱三角部の筋肉の緊張をゆるめる「膀胱三角部切開」のふたつです。

Aさんは手術を強く希望されましたので、内視鏡を使い、ふたつの切開手術を同時におこないました。

内視鏡で確認すると、Aさんの膀胱の出口は直径2㎜の円形にしか開かなかったので、この部分を切って広げ、左右幅8㎜、上下幅15㎜ぐらいまで開くように切開しました。開いた出口がきちんと閉じなければ尿漏れを起こしますので、切開には十二分の工夫と慎重さが必要です。膀胱三角部も同時に正中切開しました（122ページ・123ページ図版参照）。

　この手術は入院の必要がありません。ただし女性の場合は手術後翌日、男性の場合は手術後3日目に通院の必要があります。手術後の尿道の確保と、万が一の出血の場合の圧迫止血として、尿道に細い管であるカテーテルを入れるので、それを取り外して経過をみるためです。女性と男性は尿道の長さが異なるので、女性は翌日、男性は3日目なのです。また男性の場合は前立腺が腫れることがあるので、それを防止する意味もあります。

　仙骨神経ブロックに局部麻酔をしますので、耐えがたい痛みを感じることはありませんし、患者さんにはモニター画面で手術の模様を見てもらい、手術中も会話を交わしています。患者さんと医者がお互いに様子をうかがいながら手術を進めることができます。

　手術時間は、麻酔を含めて3時間ほどです。仙骨神経ブロックという局部麻酔は、麻酔が効くまでに1時間30分ほどの時間が必要です。じわじわとやわらかく麻酔が効いてくるのですが、麻酔がさめていくのもゆっくりで、6〜7時間かかります。したがって手術後も痛みを感じないので歩いて帰れるのです。

　また、どのような手術であっても身体にはショックや負担を与えますが、そういったダ

膀胱三角部切開の手順

1 膀胱頸部6時の切除

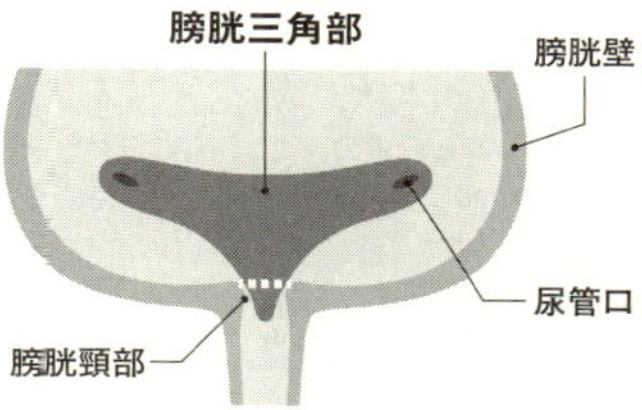

膀胱三角部の膀胱出口（膀胱頸部）の6時の位置（破線のところ）を切開・切除する

2 膀胱頸部と膀胱三角部の伸展

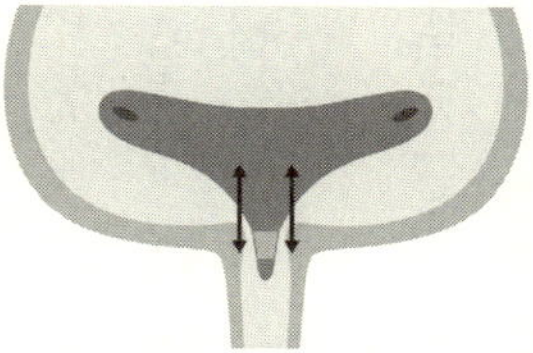

膀胱三角部は膀胱頸部と切り離されて膀胱三角部の前後方向の緊張がゆるみ、膀胱三角部の本来の形状に近づく

3 膀胱三角部の切開

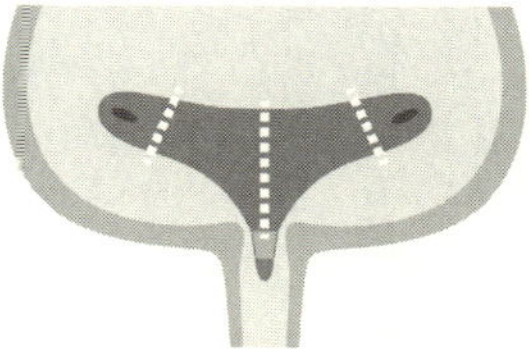

膀胱三角部の正中と左右の尿管口手前（破線のところ）を切開する

4 膀胱三角部の伸展

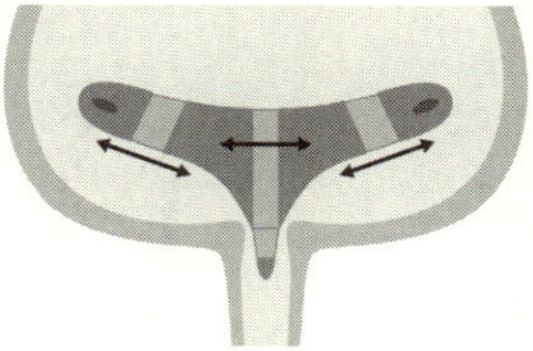

正中切開により左右方向に、尿管口手前の切開により斜め方向に、それぞれ緊張がゆるむと、膀胱三角部が漏斗状に変形しやすくなる

5 排尿時の漏斗形成

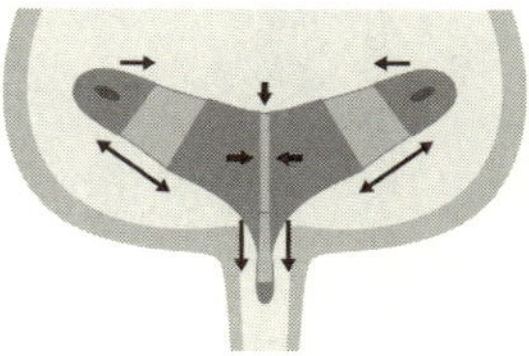

1～4の切開により膀胱底部が漏斗状に変形し、解剖学的にも生理学的にも正常な形態に近づく

メージを癒やす時間にもなりますので、術後の違和感やつらさを患者さんにあまり感じさせずに済みます。仙骨神経ブロックの局部麻酔は、この手術にうってつけの身体にやさしい麻酔です。

手術後のAさんの経過は良好でした。1か月後にはトイレに行く回数が1日最大30回に減りました。手術前の約半分です。夜間の排尿も最大5回と、これも半分になりました。デリケートゾーンの痛みはすっかり治まりました。

さらに4か月後では、1日の排尿回数は最大9回、夜間の排尿は1回まで減りました。そうして2年半後には、1日の排尿回数が約5回、夜間にトイレに行きたくなることがほとんどなくなりました。もちろんデリケートゾーンが痛むこともありませんでした。

手術後10年以上が経過する現在まで、1年に1度来院されるAさんから排尿障害が再発したという知らせはありません。

処方された抗うつ剤の副作用で「尿閉」を発症

ふたり目のBさんは、41歳の女性で、近畿地方から来院された患者さんです。

排尿回数は、1日最大25回で、そのうち約5回が夜間の排尿でした。膣と尿道口に持続的な痛みを感じています。Bさんの痛みは、デリケートゾーンに広がっているのではなく、痛みを感じるところが膣と尿道口で、そのことをはっきりと自覚できていました。尿の出がわるく排尿が1分間以上続くのです。これを医者の言葉で「遷延《せんえん》性排尿」といいます。

エコー検査をすると、尿道の一部が石灰化していました。これは排尿障害の典型的な症状のひとつです。排尿の勢いや量を検査してみると、何度かお腹に力を入れないと排尿できないことがわかりました。膀胱の出口が十分に開かないので、お腹に力を入れて、尿を押し出しているのです。明らかな軽い排尿障害の症状でした。

Bさんは36歳のときに、ひどい頻尿の症状と膣と外尿道口の痛みに耐えかねて、地元の病院へ行きました。泌尿器科で診察と検査をうけましたが、膀胱、膣、尿道に異常が見当たらないので、「気のせい」だと診断されています。

そして頻尿治療のために、うつ病の治療に使う抗うつ剤の飲み薬を処方されました。抗うつ剤は、膀胱の感覚を鈍感にする薬理効果があります。頻尿を発症しているのは、膀胱が興奮して敏感になったためと診断し、抗うつ剤を処方する医者がいます。しかし、尿の出をわるくすることがあるので、排尿障害を悪化させる可能性も高いのです。

この抗うつ剤の副作用だと推察しますが、「尿閉」を3回も起こしてしまいます。尿閉とは、膀胱に尿が溜まっているにもかかわらず、自力で排尿ができなくなる状態です。抗うつ剤が排尿障害を悪化させてしまったのです。もちろん、頻尿、膣と尿道口の痛みは治りませんでした。

排尿障害を治して不安のない日常生活をおくることを願うBさんは、再び38歳のときに地元の泌尿器科の診察をうけます。このときも膀胱、膣、尿道に異常がみつからないので、原因不明の膀胱炎である間質性膀胱炎と診断されたのです。膀胱水圧拡張術の治療を提案されて、それを1回うけましたが、症状は改善されませんでした。

5年間にわたって2度、泌尿器科で治療をこころみたにもかかわらず、いっこうに症状が改善しないので、東京まで足をのばして私のクリニックへ来院されました。

内視鏡で膀胱の出口を診てみると、ほんのわずかしか開かない状態でした。膀胱の出口が十分に開かないために排尿障害になり、それが頻尿、膣と尿道口の痛み、排尿が1分間以上チョロチョロと続く「遷延性排尿」の症状を引き起こしていると診断できました。

長い間、この症状に悩み苦しんでいるので、手術するという治療方法があると伝えると、一日でも早い改善を望んでいるBさんはその場で同意されました。手術で、膀胱の出口が十分に開くようにするため、膀胱頸部と膀胱三角部の切開をしました。

術後1か月の診察で、排尿回数は1日最大13回と、手術前の25回から約半減。夜間の排尿は最大5回から3回になり、膣と尿道口の痛みが消えたと、Bさんが報告してくれました。手術4か月後の診察では、排尿回数が1日最大8回に減り、夜間にトイレに行きたくなることはなくなったそうです。

術後1年2か月の診察では、排尿は1日最大8回、夜間はゼロ、もちろん膣と尿道口の痛みはありません。トイレに行く回数は1日最大8回ですから、頻尿が完全に治ったとは言い難いのですが、十分な睡眠がとれ、痛みもないので、不安のない日常生活を取り戻したのです。

もちろん現在まで、Bさんから症状が悪化したという知らせはありません。

北海道から来院された70歳の女性

3人目のCさんは、70歳の女性です。北海道から遠路はるばる来院されました。

排尿回数は1日で最大58回、そのうち夜間の排尿が最大15回、デリケートゾーンと尿道口に持続性の痛みを感じていました。頻尿と痛みで日常生活が脅かされ、とりわけ夜間頻尿は睡眠を奪う回数です。

Cさんは58歳のときに地元の泌尿器科で診察をうけ「難治性膀胱炎」と診断されて治療をうけましたが、改善しませんでした。60歳のときに別の泌尿器科で内視鏡検査をうけ、「間質性膀胱炎」と診断されます。前述のAさんやBさん同様、膀胱水圧拡張術をうけました。しかも3回もです。しかし、いっこうに症状が改善しなかったのです。

Cさんを診察してみると、膀胱の出口が十分に開かないための排尿障害でした。日常生活が脅かされるほどの深刻な睡眠不足ですから、手術を提案しました。ただし、Cさんが高齢だったので、身体にショックを与えないように、切開は最小限にとどめる提案でした。Cさんは同意され、膀胱の出口と膀胱三角部を切開する手術をしました。

手術後1か月の診察では、排尿回数は1日最大27回と、手術前の約半分に減り、夜間の排尿も最大7回とこれもまた約半分になりました。デリケートゾーンと尿道口の持続的な痛みは大幅に減少したのですが、まだ軽微な痛みがあるとのことでした。

頻尿と痛みが完全に治まっていないので、もう一度手術することをCさんは希望されました。半年ほど様子をみたうえで2回目の手術をすると、1日の排尿回数が減り始め、デリケートゾーンと尿道口の痛みが完全に消えました。

初診から1年10か月で、排尿回数は1日最大19回、夜間の排尿が1日最大4回というところまで改善しました。しかし、この頻尿症状では穏やかな日常生活をおくることは、まだ難しいです。予想どおり手術は万能ではなく、限界があることを示す症例でした。

Cさんのデリケートゾーンと尿道口の痛みは再発していません。薬による治療を継続中です。

膀胱の出口を4度の手術によって広げる

4人目のDさんは58歳の女性で、首都圏在住です。

1日最大78回、うち夜間に1日最大10回もトイレに行くという重い頻尿症状でした。それればかりか恥骨部から右の大腿部《だいたいぶ》にかけて持続性の強い痛みがあり、日常生活に大きな支障をきたしていました。

Dさんは最初に首都圏の病院の泌尿器科で診察をうけましたが、原因不明と診断されます。仕方がないので、別の病院へ行きましたが、そこでも原因不明とされ、また別の病院へ行ってみましたが、またもや原因不明の診断です。3つの病院で連続して原因不明と言われてしまったDさんの不安と苦しみは察するにあまりあります。

ようやく4軒目の病院の泌尿器科で「間質性膀胱炎」と診断されました。とはいえ原因不明の膀胱炎という診断ですから、不安と苦しみは深まるばかりだったと思います。膀胱水圧拡張術の治療を提案され、一度施術されましたが、症状は改善しませんでした。そこで私のクリニックに来院されたのです。

診察の結果、やはり膀胱の出口が十分に開かないために排尿障害が起きていると診断しました。頻尿症状が重いので、手術をして経過をみつつ、必要があればまた手術をするという治療方法をとりたいと提案して、Dさんの同意をもらいました。そして10か月間に3

回の手術をしたのです。

3回の手術をした後の症状は、排尿回数1日最大36回、夜間排尿1日最大5回で、最初の手術をする前と比べて、頻尿は半減しましたが、恥骨部から右大腿部の持続性の強い痛みは治まりませんでした。頻尿は改善していく傾向にあったのですが、痛みは治まらなかったのです。そこで4回目の手術を提案しました。

この4回目の手術で、Dさんの症状ははっきりと改善の方向へ向かいました。

1回目の手術から1年9か月後の症状は、排尿回数1日最大で24回、夜間排尿3回です。恥骨部から右大腿部の持続的な痛みは消えました。頻尿が治ったわけではないので日常生活には相変わらず困難がともなっていますが、自分の病気が原因不明ではなく、原因が判明し、治療の効果が出ているので、不安が解消されたとDさんは言っています。現在も薬による治療を継続中です。

残念ながら学会での反応はゼロ

この学会での発表は、膀胱の出口が十分に開かない患者さんの膀胱頸部と膀胱三角部を内視鏡手術で切開することによって、頻尿の症状が大なり小なり改善されるという、医者の言葉で言えば「症状が軽快する」症例を報告するものです。

また、内視鏡手術は、泌尿器科の医者が得意とする技術なので、その手術で難治性頻尿、つまり治すことが難しい頻尿が軽快する可能性を見出《みいだ》したことも報告しています。

さらに、頻尿やデリケートゾーンの痛みに悩み苦しむ患者さんの膀胱の出口に、一般の検査ではみつけにくい硬化症という形態異常が存在することを明らかにする報告でもありました。つまり膀胱の出口が十分に開かなくなることで、膀胱の出口が硬くなって柔軟性を失い、十分に開いて排尿するという本来の機能を、ますますはたせなくなっていることがわかったと報告するものでした。

そのうえで、膀胱の出口の硬化症という形態異常が、膀胱の出口から脳へ送っている信号を変質させているのではないか、という考え方まで報告しました。

しかしながら、学会に参加している泌尿器科医たちから手応えは感じませんでした。私の発表を静かに聞いてくれましたが、暖簾《のれん》に腕押しのような感触でした。いままでにない治療や考え方の発表だったので、変人の医者が、独善的な発表を熱心にやっていると思われたのでしょうか、反応はゼロでした。

原因不明の頻尿の患者さんを「間質性膀胱炎」と診断して、例えば膀胱水圧拡張術で治療することは、大多数の泌尿器科の医者が手がけている定石的な治療方法です。それで治らなかった患者さんの症例ばかりを見せられたため、自分たちがやっている治療方法は有効性がないと指摘されたようで、嫌な気分になったのかもしれません。

この発表では、膀胱水圧拡張術を有効性がない治療方法だと言っているわけではありません。その治療方法で治らなかった患者さんを、他の方法で治療したら程度の差こそあれ有効性があったと報告しているだけなのです。

内視鏡手術で頻尿を治したり、改善することができたという症例を、多くの泌尿器科の医者たちに知ってほしいから学会で発表したのです。

医学の進歩とは、迷路をさまよったり、道を間違ったりしながら、つまり試行錯誤で進歩してきたものです。科学の進歩は大きく激しく紆余曲折《うよきょくせつ》するのです。つまり、いろいろな考え方がある。それらの考え方を知ることで、自分の考えを吟味したり、考え直したりするから、ちょっとずつ前進していくのだと思っています。

だから、多くの泌尿器科医が有効性のない治療をしているのではありませんかと批判しているのではありません。医者の仕事は患者さんの病気を治すことだから、アプローチの仕方はいろいろあります。その方法がひとつ見つかったと報告しているだけなのです。

教科書に載っていない診断や治療方法を認めないというならば、教科書に載っていない症状に悩み苦しむ患者さんは、いったいどうしろというのでしょう。

しかし結局、残念ながらこれは、私というひとりの医者の知見に、大多数の泌尿器科の医者はまったく関心がないのだということがわかったことにしかなりませんでした。

第5章　すべて排尿障害が原因だった

陰嚢掻痒症の患者さんとの出会い

私は自分の部屋に閉じこもって、人間と宇宙の摩訶《まか》不思議な現象について書かれた本を読んで、あれこれ考えているのが好きという内向的な人間だと自覚しています。そのため、患者さんでも家族でも他者が目の前にいるときは、心を開いて向き合おうと自分に言い聞かせています。

医者の仕事をしているときは、目の前の患者さんをしっかりと診察して、自分が知っている病名に患者さんをあてはめて治療するのではなく、ひとりの患者さんのその人なりの病気や症状を診て治療するのだと心がけている。

だから、膀胱の出口が十分に開かないことで排尿障害が起こっているという考え方に基づく治療が、他の医者の関心や賛同を得ることがない、たったひとりの考え方だとわかっても、それを捨てる気持ちにはなりませんでした。

なぜなら、頑固で偏屈な性格ということもあるのだろうけれど、この考え方で目の前にいる患者さんを治療して、実際に頻尿やデリケートゾーンの痛みが改善されたり、治ったりしているからです。この治療方法は、すでに実験的治療方法の提案ではないのです。

私は、さらにこの治療方法を追究して考え続け、実際の治療に積極的に取り入れて症例を増やしていきました。

ちょうどそのころ、２００６年、76歳の男性患者さんが、近くの内科医の紹介状をもって来院されました。

その患者さんは2回の夜間頻尿と陰嚢の痒みを訴えていました。

夜間頻尿は治療方法がいくつかありますが、これはどうしたら治療できるのだろうと考えてしまったのは、陰嚢の痒みです。この患者さんは2年前から陰嚢の痒みが増してきたそうで、眠っているときに掻きむしり、掻き壊して細かな傷がついて赤く腫れ、じゅくじゅくして湿っていました。見るからに痛々しい陰嚢でした。

これは陰嚢掻痒症です。この症状と治療方法については、第1章と第2章で詳しく書きましたが、ようするに膀胱の出口が十分に開かないために排尿障害となって、それが陰嚢掻痒症を引き起こしていたわけです。

私は、このとき初めて排尿障害による陰嚢掻痒症の患者さんと出会ったのです。いや、もしかすると、泌尿器の排尿障害が原因なのだから、それまでにも出会っていたのかもしれませんが、こういう病気があることを認識していなかった。なぜ知らなかったのかといえば、医大で泌尿器科の先生に教えてもらったこともなければ、自分で学習したこともなかったからです。

ところが、この患者さんと出会う1週間ほど前に、雑誌か本で、私は陰嚢掻痒症の記事を読んでいました。おそらく有名な皮膚科の医者によって書かれた文章だったと思います。

その文章のなかの1行か2行の短いセンテンスでしたが、陰嚢が痒くなるさまざまな原因のなかに「前立腺肥大症」と「尿道狭窄《きょうさく》」があると書いてあったのです。前立腺肥大症と尿道狭窄は泌尿器科の病気ですが、陰嚢掻痒症に関連があるとは習ったことがなかったので、とても気になりました。いかなる関連があって原因になっているのか、その根拠までは書いてありませんでしたが、これは泌尿器科医が知らない知識です。しかし、皮膚科医たちは何らかの関連があることを知っているのだと、そのときは思いました。

ただし、いま考えれば、この知識をすべての皮膚科医が知っているとは限らないようです。なぜなら、皮膚科から陰嚢掻痒症の患者さんが私のクリニックに紹介されたことは一度もないからです。

さて、そのような記憶があったので、頻尿と陰嚢掻痒症を訴える、この患者さんを初めて診察したとき、ひとつのインスピレーションを得ました。

その患者さんが、小学生のときから陰嚢に痒みを感じていたと言ったとき、瞬間的に、1週間ほど前に読んだ記事に前立腺肥大症と尿道狭窄が陰嚢の痒みの原因であると書かれていたことがよみがえってきたのです。もしかすると、この痒みは排尿障害からきているのかもしれないと、第六感がはたらいたのです。

頻尿の患者さんたちが、しばしばデリケートゾーンの痛みを訴えることはよく知っていましたし、頻尿の治療をすることで、その痛みが治まるケースがあることも知っていました。痛みと痒みの違いはあるけれど、これは何かしらの関係があるのではないかというインスピレーションでした。

この患者さんの頻尿は、子どものころからの排尿障害が、経年変化で表面化している可能性が高いので、頻尿を治療するために膀胱の筋肉の緊張をゆるめる薬を処方すれば、陰嚢の痒みが治まるかもしれないと思ったのです。

その薬を1か月分処方して、様子をみることにしました。

1か月後に診察したとき「陰嚢の痒みがとれました」と言われました。もちろん痒みがとれたのですから掻きむしることもなくなり、陰嚢掻痒症も治っていました。

この報告を聞いたときの私の気持ちは「やった！」というのが半分で、あとの半分は「関連があることはわかったが、その病気のメカニズムを解析しないといけない」という重い責任感でした。さっそく学習を始めて、第1章に書いたように陰嚢の痒みは、排尿障害による生理学的な関連痛だろうと考えました。

この治療結果と分析は、陰嚢の痒みに悩み苦しむ人たちにとって朗報だろうと思い、ブログで発表したのです。すると陰嚢の痒みを訴える陰嚢掻痒症の患者さんが、ときおり来院されるようになったのです。陰嚢掻痒症の治療をしながら、その研究を開始しました。

「日本泌尿器科学会東部総会賞」を受賞

それからおよそ40か月間に、83人の陰嚢掻痒症の患者さんが来院され、治療をしました。多数の患者さんを診察したのだから、排尿障害と陰嚢掻痒症の関係を考察することができます。であれば学会で発表しようと考えたのです。

陰嚢掻痒症の原因のひとつが排尿障害にあると着目して治療しているのは、私の知るかぎり私ひとりだから、その考察を泌尿器科の医者たちに広く知ってもらえば、陰嚢掻痒症に悩み苦しむ人たちの役に立つだろうと思ったのです。

第74回日本泌尿器科学会東部総会（２００９年10月）で発表したタイトルは『「陰嚢掻痒症」下部尿路症（ＬＵＴＳ）の症状としての評価』でした。医者という専門職の業界用語のタイトルなので一般読者には「下部尿路症（ＬＵＴＳ）」がわからないと思いますが、下部尿路とは膀胱と（男性の場合は前立腺と）尿道で構成される尿路のことです。

「陰嚢掻痒症」としたのは、たまたま83の症例が男性ばかりだったからです。「陰嚢掻痒症」は、「陰部掻痒症」や「陰門掻痒症」とも呼ばれ、女性のデリケートゾーンにも発生する男女を問わない病気であることは発表の冒頭で説明しました。

このときの発表では、陰嚢掻痒症を「奇病」という言葉で表現しました。

「原因不明」の診断をうけやすく、「尿による皮膚かぶれと誤解され」「陰部神経症や皮膚真菌症と誤診され」「精神的ストレス、糖尿病、皮膚真菌症が原因とされるが、はなはだ疑問である」と、奇病であることを説明しています。

「排尿障害の患者にしばしば認められる症状だが、臨床医にはまったく認知されていない」と指摘して、この患者さんたちに医療機関を次々と渡り歩くドクターショッピングを誘発させ、長期間にわたって治らないとまで言いきりました。

この学会発表では、「前立腺容積」「尿流曲線」など9つの専門的な検査結果の分析データをつけて、この奇病を医学的に解析しています。解析の結果、20歳未満から70歳以上まで患者さんが年齢を問わず幅広くいること、膀胱と前立腺が正常型の人がひとりもいないこと、88・6%に客観的な排尿障害が認められること、ほとんどの患者さんがその排尿障害を認識していないことがわかったのです。

発表の結論では、膀胱の筋肉の緊張をやわらげる薬を飲むことで83・9%の患者さんが軽快していると報告しました。つまり「陰嚢搔痒症」の原因は、100%すべて排尿障害だとは言えないが、排尿障害の重要な症状であることを啓蒙《けいもう》したい、という結びでした。

この学会発表は、座長の医者から「勉強になりました」と声をかけていただき、「日本泌尿器科学会東部総会賞」まで頂戴したので、評価されたことを心底うれしく思いました。

しかし、その学会に出席していた年長の医者が、私に聞こえるような声で「男は蒸れるのだから、痒いのはしょうがないじゃない」と言ったのです。この発表が評価されたのは事実でしたが、それは一瞬のことで、その後も多くの泌尿器科医は、その年長の医者と同じスタンスを崩そうとはしませんでした。

今日にいたるまで、この学会発表を参考にして陰嚢掻痒症、陰部掻痒症、陰門掻痒症の治療をしている泌尿器科の医者がいることを知りません。

謎の慢性胃痛症

排尿障害に着目して、男性の場合は陰嚢やペニスの痒みや痛み、女性の場合はデリケートゾーンの痒みや痛みの治療を長く続けていると、想像を超える症状を発症する患者さんに出会うことが何度もありました。

2008年に治療した「謎の慢性胃痛症」の患者さんもそのひとり。当時、47歳の男性でした。陰嚢と肛門の間の会陰部、左睾丸《こうがん》、腰が痛むので、地元の病院の泌尿器科で「慢性前立腺炎」と診断され、治療をうけてきました。その病院では前立腺の炎症を抑え、排尿を促進させる薬を処方され、7年間服用していたのです。しかし症状の改善はみられず、痛みが強くなってきたために、私のクリニックへ来院されたのが2006年ごろでした。

エコー検査すると、前立腺が変形して、膀胱の中に突出した形状が確認でき、その前立腺には石灰が溜まっていました。排尿の勢いや量も検査しましたが、何度もお腹に力を入れないと尿が出にくく、そのために排尿時間が長いこともわかりました。

排尿障害による慢性前立腺炎症状と診断しました。慢性前立腺炎ではなく、慢性前立腺炎の症状が出ているという診断です。前立腺には炎症が認められないからです。

前立腺肥大症による排尿障害を治療する薬を1か月分処方して、様子をみることにしました。すると会陰と左睾丸と腰の強い痛みがやわらぎ、1か月でそれまでの痛みの半分以下になったと患者さんは報告してくれました。この薬による治療の効果がたしかめられたので、さらに3か月間、薬による治療を継続することにしました。

3か月後の症状は、痛みを感じるときと感じないときがあるという程度にまで改善しました。その痛みも最も痛かったときの0～20％程度まで軽減したと、患者さんは安堵《あんど》した表情で語ってくれました。ここまで改善すれば、あとは3か月に1度の通院で経過を観察し、必要な検査をおこない、通院のたびに薬を処方する治療になります。

ところが初診から2年ほどすぎた2008年に、この患者さんから慢性胃痛症で苦しんでいるという相談があったのです。胃が常にムカムカしていて、ゲップが出て、食後に胃が痛むという訴えです。とくに食べ過ぎたり、冷たいものを飲んだりしたあとは、痛みが強くなる。内科で胃カメラ検査など入念な検査をしたが、原因不明の慢性胃痛症と診断されたということでした。

「この慢性胃痛症は、排尿障害が原因だという可能性はないのか」というのが、患者さんの知りたいことでした。「関連痛の理論」から考えれば、排尿障害が慢性胃痛症を発症させている可能性はあります。私はそう答えました。

この患者さんは、排尿障害による関連痛として、会陰、左睾丸、腰に強い痛みを感じていたのですが、その痛みは薬で改善されて安定しているだけで、排尿障害を起こしている膀胱と前立腺の変形、前立腺の石灰化が治っているわけではないのです。

にわかには信じがたいことでしたが、新たな関連痛として慢性胃痛症を起こしている可能性はゼロではないと考えました。

慢性胃痛症患者（左・中）と健常者（右）の3Dエコー画像

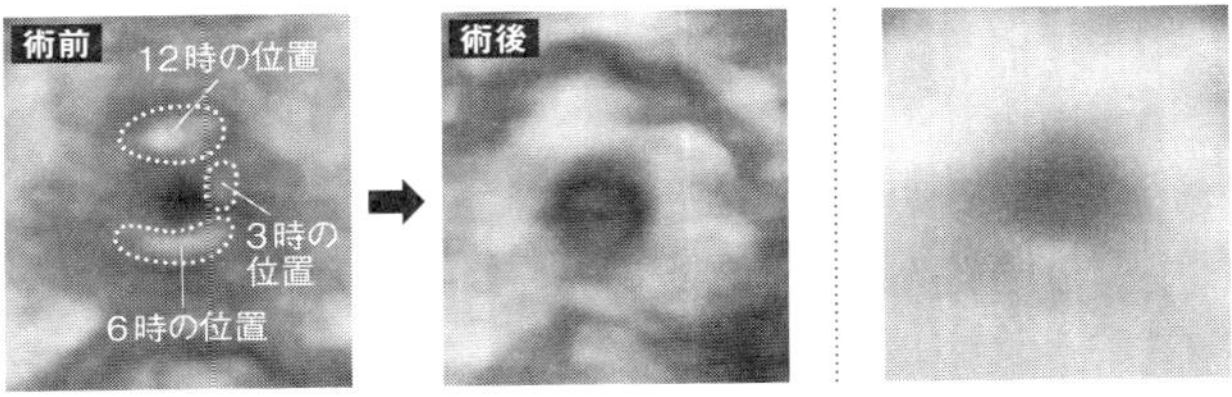

膀胱側から出口に向かって見た3Dエコー画像（左）。膀胱出口を囲む12時、3時、6時の位置にしこりがある。手術で切除すると（中）、胃痛症などが解消したという

実はその半年前に、新しく設置した3Dエコー装置で、この患者さんを検査していました。この装置を使えば、膀胱の内側から膀胱出口を立体的に観察できるので、膀胱出口の「表情」を見たかったのです。すると、膀胱出口に3か所「しこり」が確認できました。膀胱出口を時計にたとえると、12時・3時・6時の位置です。これが、尿を出にくくしている膀胱頸部硬化症の具体的な証拠でした（上記図版参照）。内視鏡検査では、このしこりを立体的に確認することは難しいのです。

このときに、硬化症が排尿障害をさらに深刻化させて、薬で抑えることができなくなったとしたら、手術によって膀胱の出口を削って広げる治療方法があると、患者さんへ説明していました。手術という手段があることを知れば、安心できるだろうと思ったからです。

そのようないきさつがあったので、この患者さんは、排尿障害が原因不明の慢性胃痛症を引き起こしているのではないかと疑って相談にきたのです。たしかにその可能性は考えられないことではないのです。

しかし医者の言葉で言うエビデンス、科学的な確証はないと説明しました。ようするに現在の医科学では、排尿障害の関連痛が慢性胃痛症を起こしているという根拠が、はっきりとわからないのです。排尿障害を熱心に治療してきた私ですら、排尿障害による慢性胃痛症の患者さんを診たことはありませんでした。

この患者さんは自分の身体と相談するように考え込んでいました。

慢性胃痛症の症状が消えた！

そして1週間後、手術をすることを強く希望したのです。もちろん日帰りの手術です。

内視鏡手術を開始して、まずは膀胱の出口の12時と6時の位置を削りました。すると患者さんは「腰と背に痛みを感じる」と伝えてくれました。つまり腰と背の関連痛は、この12時と6時の位置から痛みの信号が発信されていたのです。その部分を削ったために、手術中の患者さんの腰と背に関連痛が誘発されたわけです。麻酔が効いているので強い痛みではありません。患者さんは普段どおり冷静です。

胃の痛みを訴える患者さんは、腰と背の痛みを同時に訴えることが多いので、「関連痛が胃に近づいてきたかな」と考えながら手術を進めました。

そして膀胱の出口の3時の位置を削り始めたときです。

「胃が痛い」と患者さんが言ったのです。

ついに胃の痛みで苦しんでいた患者さんの関連痛が誘発されたのです。この3時の位置が、胃の痛みの信号を発信していたところでした。医者の言葉ではトリガー・ポイントと呼びます。痛みの引き金があるポイントということです。

このとき患者さんと私は大喜びで話しています。とうとう排尿障害の関連痛によって、慢性胃痛症が起きているということが、具体的に確認できたからです。

私は、膀胱の出口の3時の位置を電気メスで慎重に削り、電気コテで焼いて止血しました。手術はこれで終わりです。

手術後3日目に、予定どおり患者さんが通院してきました。手術箇所の保護のために尿道に入れておいた柔らかく細い管のカテーテルを抜いて、すべて終了です。患者さんは、すでに慢性胃痛症の症状がすっかりなくなったと、うれしそうに報告してくれました。

実は、この患者さんは慢性的な肩こりと、首が滑らかに回らないという整形外科的な症状もあったのですが、それもすっかり治ったというのです。患者さんと私は、肩と首にも関連痛があったのかもしれないと話し合ったものです。嘘のようですが、本当の話です。

もちろん、術後から現在にいたるまで、この患者さんの排尿障害による会陰、左睾丸、腰、胃、肩、首の痛みは再発していません。

顔の痒みがとれた！

もうひとり、思わぬところの痒みがとれた患者さんがいます。２０１４年に来院された29歳の男性患者さんです。

食中毒を起こして病院で治療をうけて治った後に、陰嚢とペニスに痒みが発生したと言うのです。食中毒というのは細菌やウイルスが付着した食べ物を食べると罹患するのですが、その食中毒が陰嚢とペニスの痒みに、どのように関連していたのか、していなかったのかは、わかりません。しかし、たしかに食中毒のあとに陰嚢とペニスの痒みに悩み苦しむようになったということなので、何かの関連があったのかもしれないと、その疑問はいまも忘れないようにしています。持続する疑問として頭の片隅に入れておけば、いつか答えが出るかもしれないからです。

この患者さんは、掻き壊すほどの陰嚢掻痒症ではありませんでしたが、不快で厄介な陰嚢とペニスの痒みを治そうと皮膚科の診察をうけました。その皮膚科では痒み止めの軟膏と抗アレルギーの薬が処方されました。痒みを抑えて、痒みの原因としてアレルギーを疑う診断ということになりますから、皮膚科医としては至極当然の診断と治療方針です。

しかし、陰嚢とペニス、どちらの痒みも改善しなかったので、この患者さんは、また別の皮膚科を受診します。不快さと厄介さが深刻なので、積極的に治療しようという姿勢ですが、ふたつ目の皮膚科も同じ診断で、同じ治療をうけましたが、言わずもがな、改善の兆しすら見えませんでした。

どこかに解決の糸口はないものかと「陰嚢の痒み」でインターネットを検索。結果、私のブログにたどり着き、来院されたのです。皮膚科を2か所も受診して治らなかったので、セカンド・オピニオンを期待したというわけです。

初診での問診で、1日最大で10回以上の頻尿であること、緊張すると尿が出にくくなる経験があること、そして毎日2000cc以上の水分を飲んでいることもわかりました。

エコー検査をしてみると、膀胱の筋肉が変形し、膀胱の出口の硬化もありました。前立腺は石灰化が進行して前立腺結石になっていることが判明しました。排尿の勢いや量などの検査では、一定の流量で滑らかに出るのではなく、長い時間をかけてちょぼちょぼと出ることがわかりました。前立腺の大きさは正常の範囲でしたが、前立腺肥大症の患者さんに多い尿の出かたでした。

これは、明らかな排尿障害の症状です。前立腺と尿道の筋肉の緊張をゆるめて尿道を広げる薬を1か月分処方して様子をみるという治療方針を伝えました。また、1日にとる水分を1000cc以下に制限するようにとも伝えました。

1か月後に来院され、陰嚢の痒みが約半分になったことと、ペニスの痒みが大幅に軽減して5分の1ぐらいになったことを報告してくれました。

そのとき、この患者さんは「顔の痒みも少なくなりました」と言ったのです。

顔の痒みは、初診のときに聞いていなかった症状です。おでこの全面、左右のこめかみ、こめかみから顎をぐるりとひとまわりする範囲、そして両頬が、痒くて仕方がなかったそうですが、まさか排尿障害と顔の痒みが関連しているとは、患者さん本人すら考えもしなかったので、その症状を口にしなかったのです。その顔の痒みが、両こめかみと両頬からは消えたと言うのです。

排尿障害の関連痛としての痒みが顔に出ることは、可能性としては考えられますから、驚きはしなかったのですが、そのような症状の患者さんに初めて出会ったのです。やはりそういう患者さんが現実にいるのだと思いました。

陰嚢とペニスと顔の痒みが大幅に低減したので、治療方針を変更せずに3か月ごとの通院としました。初診から7か月後には、ペニスの痒みがゼロになり、陰嚢の痒みは10～20%程度に低下軽減、顔の痒みは両方のこめかみから顎のつけ根にかけて少し感じるぐらいにまで、これもまた低下軽減しました。

陰嚢とペニスと顔の、不快で厄介な痒みをなくしたいという患者さんの願いに、痒みが落ち着いたというところまで医者として応えられたのです。この患者さんは現在も定期的に通院されています。

男子高校生を悩ます「幻臭症」

排尿障害で、こういう症状が起きることがあるのだと、つくづく考えたのは高校生の男の子の患者さんと出会ったときでした。２０１７年にお母さんが付き添って、遠方から飛行機に乗って来院されました。

この患者さんは、頻尿と尿漏れを起こしたあとに、おしっこ臭さを常に感じてしまう「幻臭症」に悩まされていたのです。

地元の泌尿器科医の診察をうけ、「とくに異常なし」「症状は気のせい」と診断されました。しかし症状が治まっていないのですから、原因となる何らかの異常が厳然とあるわけで、それは「気のせい」ではないはずです。

その地元の医者には、同じような泌尿器科の医学教育をうけ医者の仕事をしてきた者として同情するところはあります。しかし、排尿障害は、無関係と思われる脈絡のない、ありとあらゆる症状を出現させます。そして、そこには生身の人間を悩み苦しませる凄まじい現実があるのです。患者さんの訴える症状を真にうけることが医者にとっていちばん大事な姿勢だと思います。

ご両親は何とか息子さんにベストな治療をうけさせようと、信頼できる友人たちに相談しました。そのうちのひとりが、インターネット検索で私のブログをみつけて、ご両親に知らせたのです。

患者さんが最初に発症したのは3か月前で、1日16回の頻尿と尿漏れでした。自覚できるような前兆がない、突然の発症だったそうです。ただし、この頻尿と尿漏れは長く続くことがなく、次第に治まっていきました。初診のときには、排尿回数が1日5回に減っていたので、すでに頻尿ではなく、尿漏れも治っていました。

ところが、頻尿と尿漏れを発症してから、しばらくたつと自分の尿の臭いを強く感じるようになり、いつも臭くてたまらなくなります。

家族の誰もが臭くないと言っても、患者さん本人は朝から晩までずっと臭いのです。臭いに慣れることがなく、四六時中臭いのですから、気が滅入るなんてものではないはずです。これは大変に悩ましく、ひどく苦しい症状です。臭くないと言われても自分は臭うのですから、家にいても家族に近づくのに躊躇《ちゅうちょ》するし、もちろん外出する気にもならない。ましてや学校へ行って教室で授業をうけることを考えただけで、落ち込みました。臭いのが気になって授業をうけるどころではなく、まわりから臭いと思われ、いじめられるかもしれないという恐怖感すらありました。

膀胱三角部の異常が引き起こす主な症状

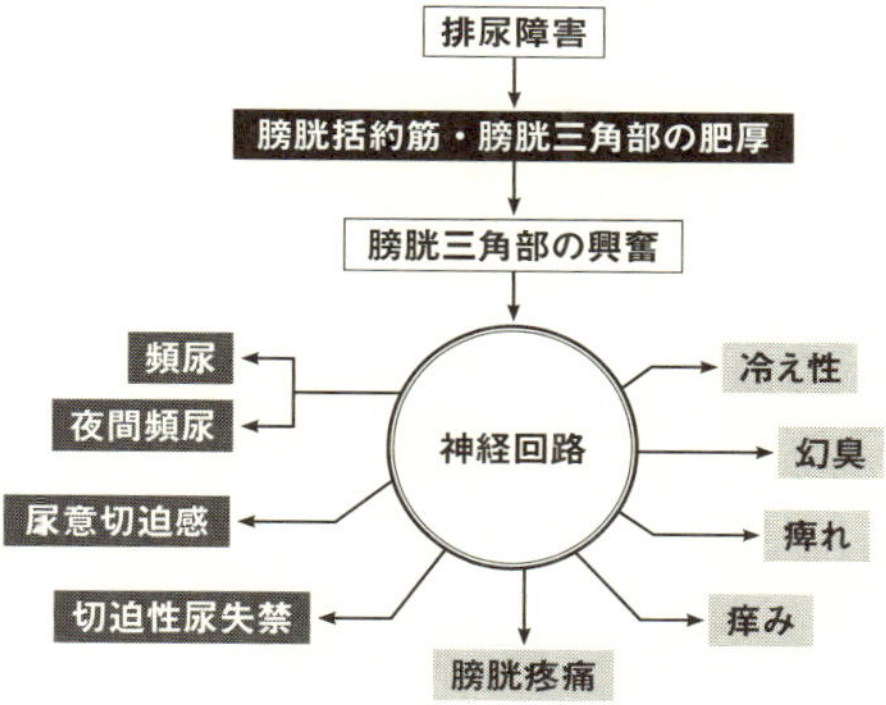

これは「幻臭症」です。現実にある尿の臭いを鼻の嗅神経で感じているのではなく、脳中枢で現実にないおしっこ臭さを感じている。

患者さんは賢明で、これは幻の臭いで、自分の尿の臭いではないことは理解できました。すぐに学校へ通学できるようになるのですが、やはり幻臭が気になって教室で授業をうける気持ちにはなれず、保健室で学校生活をするようになりました。地元の泌尿器科の診察をうけて病気を治す努力を開始しますが、診察した医者の診断はすでに書いたとおりです。

初診では、いつものように問診から始めました。患者さんの訴える症状を聞き、患者さんの状態を把握すると、膀胱と前立腺のエコー検査をしました。何よりもまず頻尿と尿漏れの原因を究明するべきです。現時点で頻尿と尿漏れが出現していないとはいえ、排尿障害が隠れている可能性が大きいとみたからです。

エコー検査の結果、膀胱の出口の筋肉が本来と逆方向へ発達していることと、膀胱の出口が硬質化していることが判明しました。排尿障害による頻尿と尿漏れが隠れていることは明らかでした。

治療方針は、排尿障害の治療薬と頻尿の治療薬を1か月分処方し、1日に飲む水分を約1000ccに制限して、様子をみるというものです。

幻臭症については、排尿障害が原因であることを強く疑うのは言うまでもありません。トイレに行きたいという尿意の感覚が、尿の臭いの感覚に転換してしまった理由については、私の考えを伝えました。

それは膀胱の出口から発信された情報が、本来は脊髄から脳の海馬をへて尿意中枢に伝わるはずが、脊髄に流れた情報量がたぶん多すぎたので、おそらく海馬が混乱をして、嗅覚中枢へ伝えてしまったのではないか、という仮説です。患者さんとお母さんは、この治療方針と説明に納得され、処方箋を持って遠方のご自宅に帰られました。

およそ1か月後に、患者さんとお母さんからの電話連絡がありました。頻尿と尿漏れは再発しておらず、幻臭症は半分に減ったとの報告でした。その電話は学校の保健室からでしたが、短時間ならば授業に出席できるようになったと患者さんは話していました。幻臭症の原因が排尿障害にあることを実感できるようになったとも言っていました。

その後、幻臭症が完全に消えたという電話連絡がありました。これはうれしい連絡でしたが、しかし今度は下腹部の痛みと尿漏れ感覚が強く出てきたと言うのです。

それは治療による症状の変化で、医者の言葉では「症状の変遷」というものだと伝え、さまざまな症状の変化があるだろうけれど、軽快へ向かっていることは間違いないと説明しました。現在も薬を飲んで水分を控えることで治療中です。

尿失禁の主な6つの病気と症状

テレビの商品コマーシャルで、尿漏れ用のパッドや紙のショーツをよくに目にしますし、横漏れを防止し吸収力があって乾きやすい繊維のショーツやパンツも新製品が次々と販売されていますから、女性も男性も尿漏れで悩み苦しんでいる人はとても多いと思います。

尿漏れは、泌尿器科の言葉では「尿失禁」といいます。これは排尿障害の典型的な症状であり、またれっきとした病名です。軽い尿漏れと呼ばれている病気や症状は、瞬間的な少量の尿失禁と言ったほうが正確ですが、その一方で膀胱に溜まっていた尿が一気に漏れてしまったり、尿が多量に漏れつづける尿失禁があります。

更年期の女性の約3〜4割が尿失禁を経験しているといわれていますが[*1、2]、出産経験があるから、難産だったから、更年期障害だからといった、先入観で改善をあきらめている女性は多いと思います。男性であれば、前立腺肥大だからとか、歳のせいで尿の切れがわるくなったと口にするのをよく耳にします。つまり年齢を重ねたことが原因ならば、あきらめて尿漏れ用パッドや尿漏れ用下着を使って対処しようと考える。これはひとつの快適な対処方法だと思います。

しかし、この後に書きますが、尿失禁には治療をすれば改善できる見込みがある病気や症状が少なくありません。また、尿失禁の裏に大きな病気が隠れている可能性があることは忘れてはならないと思います。尿失禁は決して単純な病気でも症状でもないのです。

尿失禁には、大きくわけて次の6つの病気と症状があります。
①ちょっとした身体の動きやくしゃみなどをしたときに少量の尿が漏れる「腹圧性尿失禁」
②尿が溜まり過ぎて漏れ出てしまう「溢流性《いつりゆうせい》尿失禁」
③排尿した後に少量が漏れる「追っかけ漏れ」と呼ばれている「遺尿」
④神経の病気や骨盤骨折などで尿道の筋肉がゆるんで尿が漏れっぱなしになる「真性尿失禁」
⑤急に尿意をもよおして膀胱に溜まっていた尿が一気に漏れてしまう「切迫性尿失禁」
⑥尿が膀胱から尿道以外に流れてしまうことで起こる「尿道外尿失禁」
これらの病気や症状には、もちろん個人差がありますが、女性男性関係なく更年期にな

ると尿失禁を起こしやすくなる傾向があります。

ところが、実際に尿漏れで悩み、私のところに来られる患者さんは案外少なく、しかも瞬間的な少量の尿漏れに悩む患者さんばかりです。気にしない人なら病気や症状だとも思わないような、いわば軽い尿失禁の患者さんです。

多量に尿が漏れて日常生活がたちゆかなくなって苦しめられている重い尿失禁の患者さんの多くは、大きな総合病院で治療をされています。なぜなら、その原因が脳卒中や糖尿病、脊髄神経の障害といった重い病気であることが多いからです。

尿失禁の裏に潜む排尿障害

尿失禁の病気と症状について、さらに詳しく説明します。

①の腹圧性尿失禁は、多くの場合に骨盤内の筋肉がゆるんでしまうことが主な原因だと考えられてきました。女性であれば出産で骨盤内の筋肉と靭帯《じんたい》に過度の負担がかかり、張り詰めたロープがゆるむように筋肉と靭帯がゆるんでしまう。それは女性ホルモンの分泌が低下する更年期障害が原因となっている場合が多いのです。この場合は泌尿器科の病気

というよりは婦人科や内科で治療をうけたほうがいいと思います。女性ホルモンを補充するなどの予防法があります。

しかし、この腹圧性尿失禁が、排尿障害が原因で起こっている患者さんがいます。男性は排尿障害が原因の前立腺肥大症が多いです。そのような患者さんは、いままで書いてきた排尿障害の治療をすると、そのほとんどが軽快します。

したがって、くしゃみをするなどちょっとした身体の動きで少量の尿失禁に悩む患者さんが医者の治療をのぞむ場合は、まず泌尿器科で排尿障害があるかないかの診察をうけて、その後の治療方針を決定していったほうがいいでしょう。

②の溢流性尿失禁の代表的な症状は、膀胱に尿が溜まり過ぎて漏れ出てしまうことです。尿がしみ出る感じで、気がついたら下着が濡れていたという症状が多いのです。この原因は、たぶんに①の腹圧性尿失禁と共通しているのですが、気をつけてほしいのは脳梗塞や脳出血などの、いわゆる脳卒中が原因というケースがあることです。脳卒中は命にかかわる病気ですから、これらの病気を疑うことを忘れないでください。

③遺尿は、男性に多く「追っかけ漏れ」と呼ばれています。男性は尿道が長く2か所で

大きくカーブしているので、排尿した後に尿道の深部に尿が残ってしまうことがあり、歩いたり座ったりという身体の動きで尿道の深部が圧迫されると尿漏れを起こします。

原因は膀胱の出口が十分に開かないことで起こる排尿障害である場合がとても多いです。排尿障害があるために、尿道はスムーズに尿を流そうと神経反射で拡張します。しかし一定時間で排尿が終わったと認識してしまった膀胱の出口が閉じ、排尿が終わったという信号を発信するのですが、尿道が反応せずにその拡張した尿道にはまだ尿が残っている。それが遺尿なのです。遺尿は決して「歳のせい」ではありません。排尿障害があれば若い人でも追っかけ漏れをすることがあります。この場合は排尿障害の治療をうけると軽快します。

また素朴な対処として、排尿後にミルキングと呼ばれる乳搾り動作によって尿道の深部に残っている尿を絞り出すのも、有効な対策です。

④の真性尿失禁と⑤の切迫性尿失禁は、排尿障害や更年期障害、前立腺肥大症が原因となっているケースもあるのですが、原因の多くは「神経因性膀胱」で、これは他の病気によって排尿をコントロールする神経システムが壊れてしまった状態です。

いわゆる脳卒中と呼ばれる脳血管障害（脳梗塞、脳出血、脳の外傷）、脊柱管狭窄症、糖尿病といった病気が原因で神経因性膀胱になった場合は、これらの病気の治療を最優先にしなければならないことは言うまでもありません。

また、骨盤骨折や脊椎麻酔の後遺症として排尿をコントロールする神経が壊れて神経因性膀胱になることがあります。神経が回復すれば治りますが、時間がかかります。骨盤骨折で神経が不全断裂した場合は2～3か月かかり、脊椎麻酔による骨盤神経麻痺の場合は1か月ほどかかります。

⑥の尿道外尿失禁は、尿の流れが「腎臓↓尿管↓膀胱↓尿道」という本来のコースから外れるために起こる尿失禁です。原因のほとんどは先天性の異常によるものと考えられます。尿管が膀胱ではなく、直接、尿道か皮膚に連結されているのです。治療方法は、手術で尿管を本来の位置に付け替えることです。

また、子宮がんや膀胱がんが進行したり、それらのがんを放射線治療した後の副作用で子宮と膀胱の壁が薄くなったりすると、子宮と膀胱が管状の穴でつながってしまい、尿が膀胱から子宮へ、さらに膣へと流れ出て、尿失禁する場合があります。これもまた手術によって子宮と膀胱を分離して治療します。

以上が尿失禁の大まかな病気と症状ですが、軽い尿漏れであっても、身体の条件反射によって起こっている場合は、完治がとても難しいのです。この場合の条件反射とは、水の音を聞くとか、トイレの表示を見るとか、カフェインやアルコールなどの刺激性のある飲み物を飲むなど、実に多岐にわたります。条件反射は精神的なこととは関係ない身体の反応ですから改善は可能なはずですが、身体が覚えてしまった条件反射を解消することは非常に難しいのです。

また、排尿障害によって多量の情報が脊髄中枢へ伝達され、その情報をうけた脳が混乱し、尿漏れを起こしていないのに尿漏れしたと知覚させてしまう症状もあります。実際にそのような症状を訴える患者さんを診察したことがあります。

この症状は幻臭症と同じです。漏れていないのに、漏れた尿が脚をつたって足に垂れたと感じてしまう症状です。この場合は排尿障害の治療をすれば軽快しますが、まさに排尿障害と尿漏れが複雑に関連する象徴的な症状でした。

私は医者として、軽い尿漏れで悩む患者さんにも治療を勧める立場にありますが、患者さんにしてみれば、診察をうけ、薬の処方箋をうけとり、調剤薬局へ行くのは、時間をつくりだすのも大変なうえに、薬代もかかるし、毎日薬を飲むおっくうさがあることは、よくわかります。だとしたら、尿漏れ用パッドや尿漏れ用下着を着用するか、治療をうけるか、その選択は患者さんが自分で決めればいいことだと思います。どちらが自分にとって快適な状態なのか、気持ちよくいられるのかという選択でいいと思うのです。

ただし、尿失禁には排尿障害が隠れていることと、さらに大きな病気が原因になっている可能性があることだけには十二分に注意していただきたいと思います。

排尿障害による症状と病名まとめ

いくつかの特徴的な排尿障害の症例を紹介しましたが、ひとりひとりの体質はもちろん、神経や脳の状態が異なりますから、教科書に書いてあるような症例にあてはまらない症状や病気が出現してしまうわけです。

何度か前述したように、膀胱とその神経は、脊髄を介してすべての知覚神経や自律神経と連結していますから、思いもよらぬ臓器や部分に症状や病気が出るのです。

関連痛の生理学的観点

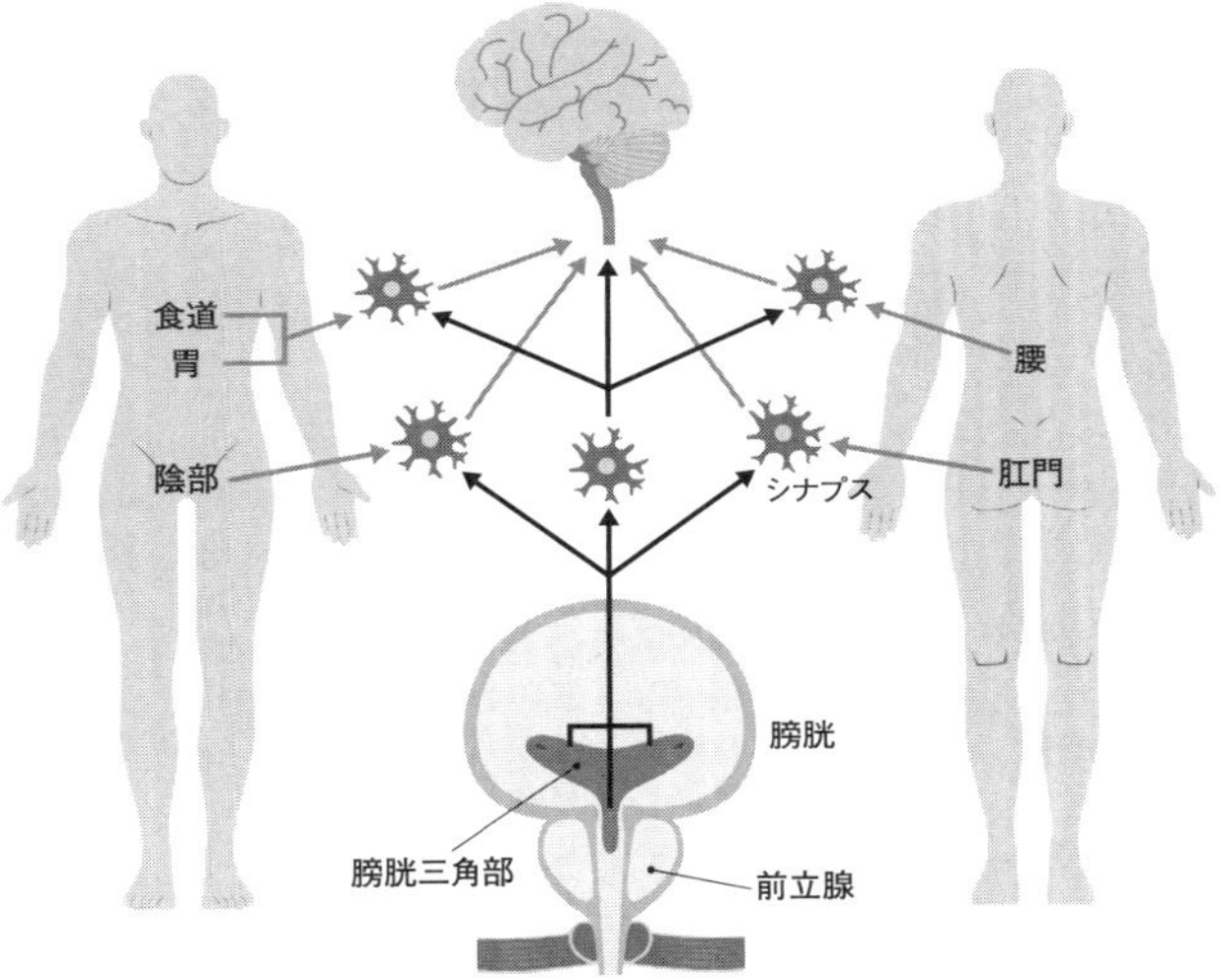

詳しく説明しましょう。

膀胱や前立腺からの情報は、脊髄内で脳中枢に上行する神経に、シナプス結合を介してバトンタッチされます。そのシナプス結合は固定されたものではなく、必要に応じて神経の枝が伸びて、他の神経とシナプス結合することがよくあります。それは、情報量の多さが原因なのです。

排尿障害によって、膀胱や前立腺に繰り返し負担がかかれば、膀胱三角部の送り出す情報エネルギーは莫大になります。すると本来の正しい脊髄神経（上行神経）だけでは伝達しきれなくなってしまう。その結果、上位神経末端から新しい神経細胞の芽が出てきます。それを「萌芽現象」と呼びますが、萌芽した新たな神経細胞は、近くにある、でも本来の情報の通り道ではない間違った上行神経にシナプス結合するのです。

ですから、結合した上行神経が陰嚢皮膚知覚神経であれば陰嚢の痒みに、睾丸の知覚神経であれば睾丸痛に、肛門の知覚神経であれば肛門の痒みや痛みになりますし、たとえ膀胱から離れていても胃の知覚神経であれば慢性胃痛症に、食道の知覚神経であれば逆流性食道炎に、舌の知覚神経であれば舌痛症となるわけです。

しかも、先ほど書いたように人の神経分布には個性があります。誰一人として同じ分布の人はいないのです。排尿障害を原因とする関連痛の症状がバラエティに富んでいるのには、そんな理由があるのです。

では、排尿障害によって起こり得る症状と病名をこれから書き上げます。ここで言う症状とは病気や体質によって出現する症状で、病名とはまさに病気そのもののことです。これらは私が実際の診察で把握した症状と病気です。実に多種多様ですが、まだ把握できていない症状と病気が、いくらでもあるはずだと考えています。
これらの症状が出現したり病気になったりして、その原因が不明で、医者の治療をうけても改善しないのであれば、ぜひ排尿障害の可能性も疑って泌尿器科医の診察をうけることをお勧めします。

《女性特有の症状》
①膣の痒み・痺れ・痛み
②デリケートゾーンの痒み・痺れ・痛み

《男性特有の症状》
①ペニスの痒み・痺れ・痛み
②陰嚢の痒み・痺れ・痛み　ベタベタするような感覚も含みます。
③睾丸が引っ張られる
④睾丸がお腹にくっつく

⑤射精時の痛み　射精後の痛みも含みます。
⑥精液のゼリー状化
⑦精液に血がまじる
⑧ＥＤ　ペニスの勃起不全も含みます。

《女性男性ともにある病気・症状・体質》
①頻尿　一般に１日８回以上排尿する人は頻尿です。たまに頻尿症状が現れる人は「隠れ頻尿」の可能性があります。夜、寝ているときに毎晩のように１回以上排尿したくなる人は夜間頻尿です。
②尿意頻拍感　尿意をもよおすと脈拍は１分間に１００回以上になります。頻尿になると循環器に負担をかけますので、病気を引き起こすことがあります。
③残尿感　排尿後もまだ膀胱や尿道に尿が残っている感じがするという症状ですが、残尿感を感じる人は尿が出にくいので、実際に残尿がある場合が多いです。
④会陰部の疼痛　会陰は、男性ならば陰嚢と肛門の間で、女性ならば陰門と肛門の間のこ

と。疼痛とは、ずきずきとうずくような痛みです。

⑤恥骨部疼痛　恥骨は、輪状になっている左右の骨盤をつないでいる骨。男性ならばペニスの上方、女性ならば陰門の上方にあります。

⑥尿線の分裂　尿が1本の線を描いて出るのではなく二筋に分かれたり、散水機が噴き出す水のように広がって飛び散る人もいます。

⑦尿道の痒み・痺れ・痛み　尿道の全体に発生することも、先端や奥のほうに部分的に発生することもあります。

⑧尿道分泌液の過剰　尿道分泌液は尿道を湿らせて尿の通りをよくする分泌液ですが、分泌が過剰になると尿道から分泌液の汁が出るようになります。

⑨尿漏れ　排尿していないはずなのに、尿が漏れる。くしゃみや身体の急な動きで尿が漏れる。尿が漏れそうな感覚も含みます。

⑩尿臭過剰　自分の尿の臭いを常に感じる。鼻の嗅神経が臭いを感じているのではなく、脳中枢で臭いを感じている幻臭症です。

⑪水刺激で尿意切迫　水に触れたり、水の音を聞いたりするなどの、水にまつわる刺激を

うけると尿意をもよおす。
⑫太ももの不快感　痒み・痺れ・痛みを感じる。
⑬足の裏の不快感　痒み・痺れ・痛みを感じる。
⑭腰痛　腰の痛み、痺れ。
⑮背部痛　背中の痛み、痺れ。
⑯坐骨《ざこつ》神経痛　原因不明の坐骨神経痛は排尿障害を疑ってください。
⑰全身の自律神経失調症　突然の発汗、立ちくらみ、一時的なほてりが出現するホットフラッシュなどの症状が出ます。
⑱手の痺れ
⑲蓄膿症
⑳ドライアイ
㉑下痢症
㉒めまいがして治らない
㉓顔の痒み

㉔冷え症
㉕慢性扁桃腺炎《へんとうせんえん》
㉖腎盂腎炎　主に膀胱から腎臓へ逆流した尿の中にいる雑菌で起こる腎炎です。
㉗慢性胃痛症　いつも胃が痛い、胃が重い、胃がもたれるなどの症状が出ます。
㉘逆流性食道炎　食道の重い不快感や、胃液が食道に上がってくる症状が出ます。
㉙過敏性腸症候群　緊張すると下痢や便秘になりやすい症状が出ます。
㉚潰瘍性大腸炎　潰瘍性とは粘膜や皮膚に炎症が起きて崩れ、深くえぐれた傷になる症状。大腸にそのような症状が出現すると下痢や便秘をしやすくなる。
㉛線維筋痛症　全身にとりとめのない痛みを感じる原因不明の症状です。
㉜シェーグレン症候群　喉や目が常に乾いている症状が出ます。
㉝舌痛症　舌に痛みを感じる症状が出ます。原因不明です。
㉞汗っかき
㉟乾燥肌
㊱風邪をひくと喉がやられる

㊲口内炎ができやすい
㊳花粉症かアレルギー性鼻炎がある
㊴おならが多い
㊵うつ傾向がある
㊶朝起きられない

まさに症状や病気や体質のオンパレードだと思われるはずです。

しかし何度も書きますが、これらは日常的な診察で実際に治療してきた症状と病気なのです。これらの症状や病気で悩み苦しみ、もし医者から原因不明と診断された場合は、どうぞ排尿障害の可能性も疑ってください。

＊1　安井智代、角俊幸、石河修「女性と尿失禁」『産婦人科治療』90（4）396‐402、2005年

＊2　角俊幸、石河修「女性と尿失禁」『産婦人科治療』94（増刊）560‐566、2007年

第6章　前立腺と排尿障害

射精のしくみ

前立腺は男性だけにある生殖器のひとつです。

膀胱の出口から尿道の周囲をとりまくようにしてある、重さ20ｇほどの小さな器官で、その主な役目は精液をつくって尿道へ押し出すことです。

睾丸でつくられる精子は、性的興奮が高まると、輸精管で前立腺のところまで運ばれます。前立腺の直前には一対の精嚢があり、精嚢腺液を分泌する。精嚢腺液は精液の70％ほどの成分であり、睾丸から成熟しながらやって来た精子をさらに成熟させて、死なないように保存する働きがあります。

精子と精嚢腺液が、前立腺に運ばれると、前立腺は前立腺液を分泌し、精子と精嚢腺液に混ぜ合わせて、精液をつくり、精管膨大部に一時的に溜める。精液は輸精管の末端と言っていい射精管から尿道へ押し出されるとき、前立腺は収縮して精液に圧力をかけて一気に押し出す。精液は尿道を通って外尿道口から射精する。

こう大雑把に前立腺について説明すると、男性は自分の実感から、いくつもの質問を繰り出すものです。

必ずと言っていいほど出てくるのは「膀胱からおしっこが出ることはないのか。また精液が膀胱のほうへ逆流することはないのか」という質問です。

健康な膀胱の出口は固く閉じられているので、尿は出ないし、精液は膀胱へ逆流はしない。尿道の筋肉も固く収縮しているので、前立腺の精管膨大部に一時期的に溜まっている精液に、前立腺が押し出そうと収縮して圧力をかけると、尿道の筋肉の収縮で射精管の出口がふさがれたようになるので、その圧力がぐっと高まる。男性が射精を感じるのは、この瞬間です。そして勢いをつけて射精します。

この説明のあとに、男性から出てくる次の質問は「おしっこが通る道である尿道を精液が通って汚れないのか」という誤解めいた疑問です。すでに書きましたが健康な体内にある尿は無菌です。また、性的興奮を感じると、弱アルカリ性の成分である尿道球腺液が尿道に分泌し、弱酸性である尿道を中和する。尿道球腺液の別名はカウパー腺液で、俗に言う「先走り汁」のことです。

ペニスの勃起が、血液が海綿体に流れ込んで起こるという知識は、よく知られているのですが、精液の成分や射精のメカニズムなどを正確に知っている男性は案外少ないと思います。

興味深い前立腺液についても説明しておきます。

精子と一緒に前立腺にやって来る精嚢腺液は強いアルカリ性ですが、前立腺液は弱い酸性です。このふたつの腺液が混じり合ってできる精液は、弱いアルカリ性になります。

女性の膣内には殺菌作用のある乳酸菌がいて、乳酸菌は強い酸性の乳酸を出します。この乳酸を精子が負けないように中和するために、精液は弱アルカリ性なのです。弱いアルカリ性の精液に守られた精子は、膣内の強い酸性の乳酸に負けずに元気に活動できるわけです。

しかし精子という生殖細胞は、エネルギーを蓄えられないので、エネルギーを生産しながら活動します。精子は細胞小器官のミトコンドリアをもっているので、前立腺液のなかにあるATP（アデノシン三リン酸）を得て、エネルギー源にしています。

精子を守る精嚢腺液は粘り気のある液ですが、前立腺液に含まれるタンパク質分解酵素のPSA（前立腺特異抗原）が混ざることで、精液はさらさらになります。精液がさらさらであれば、精子が活動しやすくなり、その範囲も広くなりますから、卵子と遭遇する可能性が高くなるのです。つまり妊娠しやすくなります。

このＰＳＡは、前立腺から漏れ出て、血液に混じるので、血液検査をするとＰＳＡの値が測定できます。これがよく知られたＰＳＡ値で、前立腺がんの腫瘍マーカーになっています。前立腺がんについては、後で詳しく書きたいと思っています。

渦を巻きたがる男性の尿

前立腺は尿の整流装置でもあります。尿の流れを整える装置なのです。

膀胱から前立腺をへて、体外へ尿を排出する外尿道口へとつながる男性の尿道は約20㎝なのですが、女性の約４㎝の尿道と比べると5倍の長さになることは、ここまで何度か説明しました。しかも女性の尿道が真っ直ぐ外尿道口まで伸びているのに比べて、男性の尿道は2か所で大きく曲がっているのです。前立腺を出たすぐのところで約90度曲がり、ペニスの根元でもまた90度ほど曲がります。

この尿道を1本のホースと見立てると、直角のカーブがふたつあるホースということになります。そのホースの中を尿が勢いをつけて流れていくとき、カーブの内側と外側では流れる尿に距離の差が出ます。ちょっと難しく言えば、尿の流れに位相差が生じる。そうすると尿は渦を巻こうとします。尿道には、そのような箇所、つまり直角カーブがふたつあるので、膀胱から外尿道口までの間に、尿は2度も渦を巻こうとするのです。

そもそも尿道というホースの中を流れる尿には、渦を巻く性質があります。尿道の内壁に接して流れる外側の尿は内壁が摩擦抵抗になり、内壁の摩擦抵抗がない尿道の中心部を流れる尿よりも速度が遅くなります。この速度差のために、尿は渦を巻くのです。つまり、もともと渦を巻いて流れている尿が、2か所のカーブでさらに渦を巻こうとする。

それらの結果として、渦を巻いたままの尿が外尿道口から排出されると、尿が飛び散るということになりかねないのです。しかし排尿障害がなければ、尿は1本の筋で排出されます。つまり前立腺には尿の流れを整える機能が働いているのです。

前立腺の中を貫く尿道には、精丘もしくは精阜《せいふ》と書く、突起があります。この突起のところを尿が流れると、当然ながら渦を巻きます。しかし、この渦は、あえて尿の流れに渦の力を与えて、その後に発生する渦に対して、流れを整える力になるのです。これが前立腺の精丘の整流装置としての役目です。

また尿道全体も、尿の整流をおこないます。排尿時、膀胱の出口や尿道は、一定の間隔でその直径を変化させ拍動します。この拍動によって尿の渦を制御するわけです。前立腺肥大症になると、この拍動が起きなくなるため、尿が二筋になったり、飛び散ったりするのです。

前立腺は3度つくられる

男性に前立腺がつくられ始めるのは、胎児第11週に、男性ホルモンのテストステロンが盛んに分泌され、それが一定期間続くときです。その刺激で、すでにできている尿道の原基から、前立腺芽が発生して発育し、成長すると前立腺になります。

ただし、このときできた前立腺は、完全な前立腺ではありません。

前立腺は、中心領域、辺縁領域、移行領域の3つの部分から成りますが、胎児の段階では中心領域と辺縁領域というふたつの部分が発芽して形成しているだけです。最終的に3つ目の移行領域が発芽して形成すると、完全な前立腺ができあがります。しかし、この3

つ目の移行領域が、いったい、いつ発芽して形成するのかは、現在の科学では正確にはわかりません。

男性ホルモンのテストステロンは、男性たる身体を維持するために分泌を続けるホルモンですが、盛んに分泌する段階的時期が3回あります。すでに書いたように、1回目は前立腺の中心領域と辺縁領域が発芽して形成する、胎児第11週の時期です。

2回目は、誕生数か月後です。この時期に移行領域が発芽し形成するという説が、いまのところ有力です。また男性としての骨格や筋肉がつくられる契機にもなる段階だと考えられています。

3回目は、思春期です。10代の初めにぐんぐんと盛んに分泌を始めて、20代になると人生最大のピークに達します。男性の人生で最も旺盛にテストステロンが分泌される、男の子が大人の男へと成長する時期。この時期の初期に、移行領域が成長発達するのだと考えられています。つまり大人の前立腺が完成し、射精できるようになります。

20代でピークに達したテストステロンの盛大な分泌は、ゆっくりと下降していき、45歳ぐらいから大きく下降します。20代のピークを100%とすれば、50代で60%、60代で50

%、70代で40%といったところです。

つまり男性は、テストステロンが盛大に分泌される段階的時期を3回経験し、大きく下降する段階的時期を1回経験するのです。この盛大に分泌される3回と大きく下降する1回は、テストステロン分泌値の大きな変化と考えることができます。この大きな変化を前立腺は、長い人生で4回も経験するのです。胎児期、誕生直後、思春期、そして低下する45歳あたりの更年期、この4回です。

なぜ前立腺はがんになりやすいのか

このように激しいホルモン変化の刺激をうける前立腺ですが、3つの部分つまり移行領域、中心領域、辺縁領域でできた前立腺は、実質的に内腺と外腺のふたつに分けて診察します。内腺は移行領域と中心領域が融合したもので、外腺は辺縁領域のことです。

ここで注目してほしいことは、内腺の移行領域は出産数か月後に発芽すると考えられていて、外腺の辺縁領域は胎児第11週で発芽するという、大きな時間差です。その発芽の時期は出産をまたいで少なくとも10か月以上の時間差があるのです。つまり内腺の移行領域は、外腺の辺縁領域より若いのです。

さらに言えば、内腺の移行領域と外腺の辺縁領域は、その性格が違うと考えられます。移行領域は生まれた赤ちゃんの身体の中で発芽すると考えられていて、辺縁領域は胎児第11週で発芽するのですから、そのときの胎児は全長5㎝ほどで、脳をはじめとする臓器や組織が発芽し成育している最中です。この違いから、移行領域と比べて辺縁領域は原始的で素朴な性格だと考えられます。

さてそこで内腺の移行領域ですが、思春期からぐんぐんと成長してどんどん大きくなります。内腺は移行領域と中心領域が融合したものですが、もっぱら成長して大きくなるのは移行領域なのです。移行領域は前立腺の大部分を占めるまでに大きくなります。つまり大人の男の前立腺は、移行領域の成長によって内腺が大部分を占めているのです。

この内腺の飛躍的な成長によって、硬い皮膜におおわれた前立腺の中で、外腺は圧迫され続けます。更年期になりテストステロンの分泌低下で前立腺の生殖機能の部分が小さくなると、内腺がますます大きくなり、外腺をよりいっそう圧迫します。

したがって外腺は、生涯にテストステロンの大きな刺激を4回うけて、思春期からは常に圧迫刺激をうけ続けることになります。これほどの刺激をうけ続ける臓器は、他にないのではないかと思うほど、外腺は刺激をうけ続けるのです。

前立腺がんが、主に外腺から発生するのは、これだけ強烈な刺激をうけ続けた結果ではないかと考えます。前立腺がんについては、次の項でもう一度詳しく説明します。

前立腺の病気の多くは「排尿障害」がきっかけ

前立腺についての説明が、前立腺がんまでたどり着いたところで、前立腺の主だった病気について説明します。前立腺と前立腺がんについての理解が深まると思います。

①急性前立腺炎

症状は頻尿、残尿感、血尿、会陰部の痛みなどです。

しかし、この病名は、ふたつの病気に使われていると考えています。

ひとつは尿道や皮膚から侵入した細菌が、血液の流れにのって前立腺に付着するといったことが原因とされる、細菌性の急性前立腺炎です。

細菌性の急性前立腺炎症状がひどくなると、前立腺が腫れ上がり、前立腺に膿を溜めます。そのために前立腺の壁に穴が開き直腸とつながって、肛門から尿が出るようになることさえあります。ここまで悪化すると抗生剤や抗菌剤といった薬の治療だけでは治らず、長期の入院と大きな手術が必要です。

もうひとつは、膀胱の出口が十分に開かないことで起こる排尿障害による急性前立腺炎です。

排尿障害があると、排尿のたびに前立腺は振動し圧迫されます。その物理的な刺激によって、前立腺の白血球が過剰に反応するようになります。そうなると前立腺の常在菌（常在する病原性のない細菌）に、白血球が反応してしまうことがある。すると急性前立腺炎になるのです。

このように急性前立腺炎には、細菌感染を原因とするものと、排尿障害を原因とするものの、ふたつがあるのです。

しかし、排尿障害による急性前立腺炎が、細菌感染による急性前立腺炎と誤診されることが多い現実を、私は日々の診療のなかで知っています。排尿障害による急性前立腺炎の患者さんに抗生剤や抗菌剤を処方しても、細菌感染が原因ではないので軽快しないのです。

当然、排尿障害の治療をすべきです。

②慢性前立腺炎

原因不明の前立腺炎で、症状は頻尿、残尿感、会陰部の痛み、尿道の痺れなどです。原因については「アレルギー」「うっ血」「必須微量元素の欠乏」「うつ病、神経症」など多くの説があります。したがって、さまざまな治療方法が試されたのですが、原因が不明なだけに、決定的な治療方法がみつかっていません。

しかし、日々の診療でわかったことは、排尿障害による急性前立腺炎を何度も繰り返す多くの患者さんが、慢性前立腺炎の症状を発症する現実です。排尿障害が延々と前立腺を刺激するために、前立腺の神経が過敏になり、慢性前立腺炎のような症状になると考えられます。そのような患者さんに、排尿障害の治療をすると症状が軽快するのです。慢性前立腺炎と診断された患者さんは、ぜひ排尿障害の治療をうけることをお勧めします。

③膀胱頸部硬化症

生まれつき膀胱の出口が十分に開かないので排尿障害が起こり、膀胱の出口にある膀胱頸部が硬化する病気です。このような体質の患者さんは一定の確率で、少なからず存在します。症状は排尿障害の症状と同じです。

膀胱の出口が十分に開かないと、排尿するときに膀胱の出口が振動するので、膀胱頸部が硬化します。いったん硬化してしまうと、排尿のたびに前立腺に振動負荷をかけるため、前立腺の機能が低下したり、前立腺が膀胱内へ突出することを促進することさえあります。こうなると排尿障害がさらに進み、慢性的な悪循環となります。

治療方法はすでに何度か書きましたが、排尿障害を緩和する薬を飲んだり、膀胱の出口を手術で削る方法があります。

膀胱頸部硬化症になると、前立腺がんの腫瘍マーカーであるＰＳＡ（前立腺特異抗原）の値が高くなることがあります。

④前立腺肥大症

症状は膀胱炎や前立腺炎と同じです。症状がひどくなると、残尿による細菌感染、前立腺がむくんで尿が出なくなる尿閉になることがあります。

前立腺は生殖機能が衰えるにしたがって、大きくなる人と小さくなる人がいますが、ほとんどの人が大きくなります。つまり肥大します。75歳以上の男性のほぼ80％が前立腺肥大だとする統計数字[*1]があるぐらいです。

なぜ歳をとると、前立腺が大きくなるのかといえば、生殖機能が衰えることによって、前立腺の本来の機能である前立腺液を出す組織が小さくなり、その分、内腺を構成する原動機兼センサーである平滑筋という筋肉が大きくなりすぎてしまうからです。また、現代人の食生活は栄養エネルギーがとても高いので、平滑筋を発達させやすい。昔からアメリカの男性の前立腺肥大が多いのは、栄養エネルギーのある食品を食べているからなのですが、この50年ぐらいで日本の男性もそうなったわけです。

前立腺肥大症の患者さんのほとんどが、膀胱の出口が十分に開かないことによる排尿障害をもっています。排尿のたびに膀胱の出口が物理的に振動するので、その振動負担が前立腺肥大症を促進しているのです。

治療方法としては、前立腺を小さくするために薬で男性ホルモンを抑えたり、手術によって肥大した前立腺を削ることなどがあげられます。ただし、男性ホルモンを抑える薬は、動脈硬化を早めて高血圧症による脳卒中や心筋梗塞といった循環器系の病気を誘発することがあるので、その傾向にある患者さんは手術を慎重に検討するべきです。

排尿障害が原因で前立腺肥大症になった患者さんは、例えば膀胱の出口や前立腺の筋肉の緊張をやわらげる薬を処方することで、症状を軽減することができます。

⑤男性不妊症

男性不妊症のさまざまな原因のひとつに、前立腺液が質と量ともに十分に分泌されず、結果、精子が元気に活動できなくなっていることがあります。

すでに精子の説明のところで書きましたが、精子は前立腺液の中にあるATP（アデノシン三リン酸）をエネルギー源としています。また、前立腺液と精嚢腺液が混じり合ってできる弱いアルカリ性の精液に守られて、強い酸性の乳酸がある女性の膣内で元気に活動するのです。したがって前立腺液の質と量が不十分になると、精子はエネルギー源を得られないばかりか、膣内の乳酸に負けてしまうのです。そのことは精液を検査すれば判明します。

実は、前立腺液が十分に分泌されない原因の多くが、膀胱の出口が十分に開かないで起こる排尿障害なのです。排尿障害によって物理的な疲労を蓄積する前立腺は、前立腺液の質と量を低下させます。この場合、排尿障害の治療をすることで、前立腺の疲労を軽減させて負担を減らすので、前立腺の機能が正常に戻っていきます。

⑥前立腺がん

前立腺の主に外腺にできる悪性腫瘍です。

すでに説明しましたが、更年期の患者さんの外腺は、男性ホルモンの大きな刺激をうける段階的時期が4回あり、さらに思春期後は内腺の成長と肥大による圧迫刺激をうけ続けています。これほどのホルモン的刺激と物理的な圧迫刺激をうけ続ける分泌腺が他にあるのかと思うほどの、大きく強い刺激をうけ続けるのです。

がん細胞は刺激をうけ続けた臓器や部分に発生しやすいとみられていますが、その意味で、前立腺の外腺に、がん細胞が発生しても何ら不思議はないと思うのです。

前立腺がんは、初期においては症状がほとんど出ません。しかし骨盤や背骨などの骨に転移しやすい危険ながんです。前立腺がんが進行すると血尿、排尿障害のさまざまな症状が出現します。

したがって更年期をすぎて頻尿、残尿感、排尿時の痛みなど排尿障害を自覚したら、検査をうけることで前立腺がんの早期発見につながります。血尿が出たら、必ず前立腺がんを疑ってください。

前立腺がんは、検査によって早期発見がしやすいのです。血液検査でＰＳＡの値が高いというのは、早期発見の確実な目安になるはずです。

「前立腺針生検」を勧めない理由

ただし、私は、患者さんにＰＳＡ血液検査とセットになっている「前立腺針生検」という検査だけは勧めていません。この検査をやりたいという患者さんを止めることはありませんが、勧めない理由をきちんと説明しています。

この検査は、前立腺にがんが潜伏しているかどうかを検査するために、針で前立腺を突っついて前立腺の組織の一部を切り取って検査するという、基本的に入院が必要な病理検査です。

医学生のときだったと思いますが、前立腺針生検の方法を習いました。そのとき、がんを針で傷つけて刺激したら、がんが黙っているかなと、反射的に考えました。がんも生きているから、針で傷つけられたら、生き物の本能として、自分を守るために逃げるか戦うかしかないだろうと思いました。その結果がどうなるかは言うまでもないことです。前立腺がんは、自らを守るために活発になると考えられます。

その考えは28年前に開業医になってから、ますます深まりました。根底には「がんを発見して病理検査で確定診断する」という固定化した治療方法への疑いがあったと思います。

病理検査というのは患者さんの肉体の一部を切り取って調べる検査なのですが、前立腺がんにかぎって言えば、病理検査をしなくても、昔ながらの直腸触診検査、性能が向上したエコー検査、ＭＲＩ（磁気共鳴画像法）などでがんをみつけられるし、治療方針を立てることができるはずです。前立腺がんを針で傷つけて刺激するようなことを、やらなくてもいい時代になっているのです。

2年ほど前に、私は前立腺がんの悪性度と生存率の関係を示したグラフを見る機会がありました。前立腺がんの悪性度によって、針生検後の生存率の統計をとっているグラフです（194ページ図版参照）。

グラフを見ていただければわかりますが、悪性度が高くない人（高分化型ＧＳ４以下）は5年後の生存率が94・6％、10年後は86・4％です。中程度の悪性度（中分化型ＧＳ５・

前立腺がんの組織悪性度と生存率

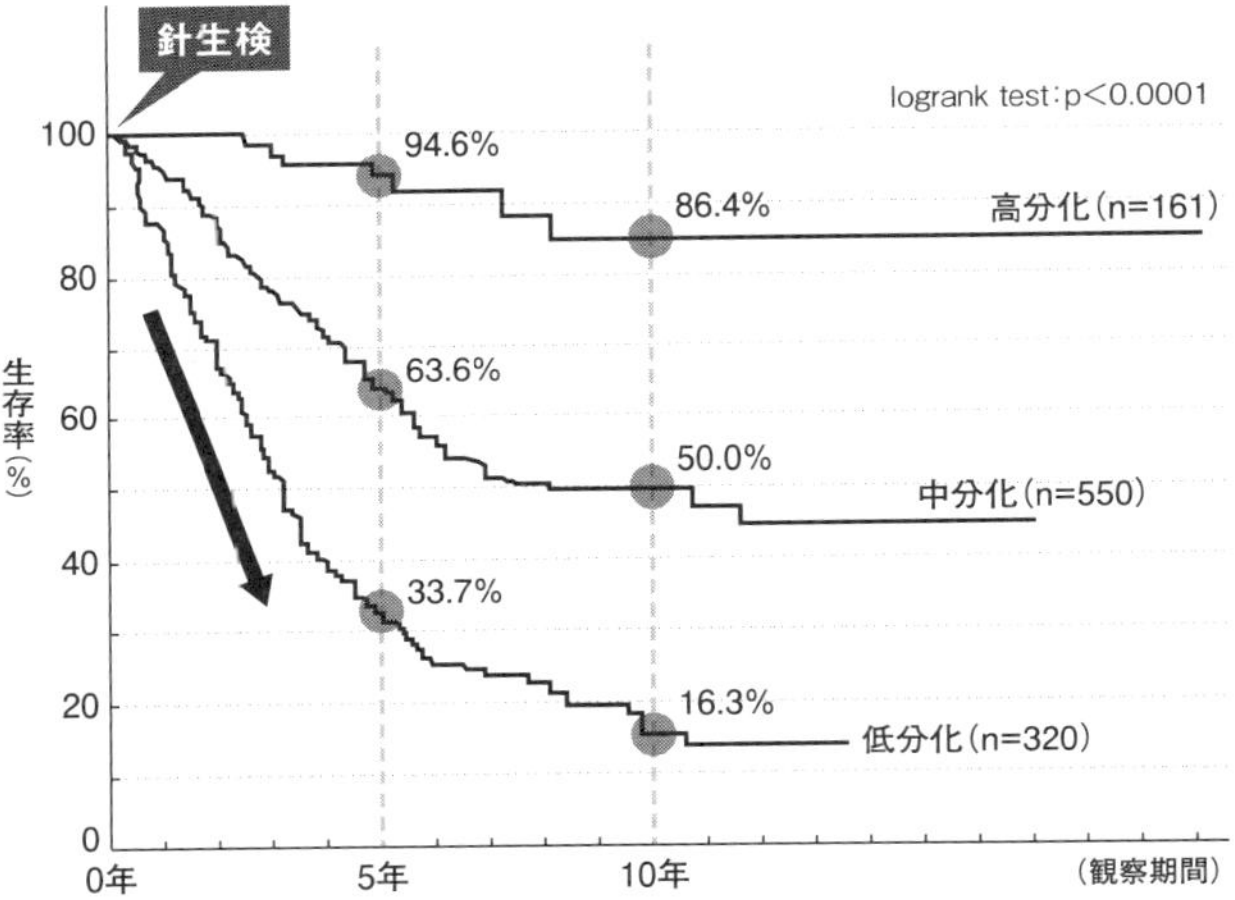

「分化度の違いによる腺癌のKaplan-Meier法による生存率曲線（非癌死率,%）／原田昌興 臨泌50巻4号（153-159）1996増刊」をもとに編集部にて作成

6・7）だと5年後の生存率が63・6%で、10年後が50・0%だった。悪性度の高い人（低分化型GS8以上）は5年後が33・7%で、10年後が16・3%でした。

前立腺がんは進行が比較的ゆっくりとしたがんなのに、悪性度の高い人だけが、針生検をやった直後から生存率が一気に低下しているのです。それまで静かに沈黙していた悪性度の高いがんが、突如として悪性度を高めたとは考えられないでしょうか。私には、針生検を契機にして、がんが進行したのではないかと思えるのです。

ただし、この考えは、あくまでも私の個人の意見です。針生検をしなかった場合の生存率は計算のしようもないので、この私の考え方が合理的ではないと疑問に思う人もいるでしょう。教科書には書いてありませんが、自分で考え、責任をもって発言している意見です。

だから、へそ曲がりの医者が言っていることにすぎないと無視されても仕方がありませんし、何よりも針生検済みの患者さんたちに不安を抱かせてしまうことは本意ではありませんが、現在、針生検を勧められている患者さんたちにお伝えしておきたい意見です。

前立腺がんの穏やかな治療

前立腺がんの疑いがある患者さんが来院されたとき、私は基本的に専門病院での治療を勧めています。そのほうが最新の治療方法を選べるので、患者さんが納得できるからです。

医大のときの同期の内科医が、ＰＳＡ血液検査で前立腺がんの疑いがあると診断されて、相談に来たことがありました。エニー検査と直腸触診検査をして「これはおそらく前立腺がんだよ」と告げ、治療方法について細かく説明しました。そのとき彼が選択したのは、専門病院で前立腺針生検をして治療をうけるということでした。

彼が迷わずそう決めたので、ある大学病院を紹介しました。彼の前立腺がんは悪性度が高くなかったようで、放射線治療でがんが落ち着き、いまも元気です。前立腺針生検が必ずしも前立腺がんを悪化させるわけではないという症例です。

しかしその逆で、専門病院で治療をうけていた患者さんが、来院されることがあります。たいていは遠方から東京まで新幹線や飛行機に乗ってやって来ます。専門病院でうけている治療に納得がいかないから、セカンド・オピニオンがほしいという患者さんたちです。

悪性度が高そうで、がんが進行している患者さんには、専門病院で徹底した最新の治療を続けたほうがいいと回答しますが、ゆっくりと治療したほうがベストだと思える患者さんがいるのも事実です。

そのゆっくりとした治療について書く前に、がんについて少し説明しておきます。

人間の細胞が常にがん化しているということは、いまや多くの人たちが知っていることでしょう。それでもがんにならない人がいるのは、がん化した細胞を、免疫細胞が退治しているからです。しかし過労や体力低下で、免疫細胞の力が弱くなると、がん化した細胞が塊になって、がんという病気になってしまうのです。治療方法は大きくわけて3つあります。手術と、放射線治療と、抗がん剤による治療です。

現在では、がんになっても一切の治療をしない患者さんたちがいます。がんという病気で人生が終わりになるなら、それは自然死だと考えているのでしょう。

悪性の腫瘍であるがんは、命にかかわる病気ですから、その患者さんがどういうふうに生きたいかということを否応なく徹底的に問うてしまうのです。そして、その人生選択の結論回答そのものが、治療方法の選択になります。

そこで前立腺がんにかぎって言えば、悪性で進行が速いものは、手術して前立腺を切り取らなければなりませんが、悪性度が低く進行が遅ければ抗がん剤による治療がいいと考えています。

手術で前立腺を切り取るのは、早期の完治を狙う緊急性の高い手術ですが、本来身体に備わっている臓器の前立腺を切除して、膀胱と尿道を結びつける手術ですから、強引な治療であることは明らかですし、失禁やペニスの痛み、インポテンツなどの後遺症に悩まされることになりかねない。それでも寿命が1日でも1年でも延びればいいという患者さんと医者が選択する手術です。

しかし、患者さんの年齢やがんの程度にもよりますが、緊急性がなければ、がんをなるべく刺激しないようにして落ち着かせるような、抗がん剤による治療が基本だと考えています。そのような治療方法を患者さんへ提案するときは、よくよく説明して、患者さんが納得することが重要だと肝に銘じています。

患者さんと医者の深い話し合いをしてから、抗がん剤を服用する治療を選択した患者さんを治療することがあります。

その治療の基本方針は、がんを刺激しないように、そっと退治していくというものです。例えば前立腺がんの抗がん剤に、女性ホルモンとマスタードガス抗がん剤を合わせた薬があります。この薬は教科書どおりだと1日4錠服用することになっていますが、それを例えば1週間に1錠、あるいは2週間に1錠という少量の服用から始めます。

先日も88歳の男性の患者さんが、東海地方からわざわざ来院されました。

平均寿命を8年も超えて、ますますお元気な患者さんでした。かかりつけの病院で前立腺がんの疑いがあると診断されて、前立腺針生検を勧められているというのです。針生検という病理検査のために入院し、その結果次第では前立腺切除の手術をうけることになると、かかりつけの病院の医者から説明されているが、他の治療方法がないかという相談でした。

エコー検査と直腸触診検査で前立腺を診ると、がんを疑うに十分な検査結果です。治療方法について細かく説明すると、薬による治療を選ばれました。「私ぐらいの年齢になると、穏やかな治療方法がいいです」と静かにおっしゃられたのが印象的でした。

通常は1日に4錠服用する1錠800円の抗がん剤薬を、2週間に1錠服用することで様子をみる治療を提案して、同意してもらえました。

がんはモノではなくて生き物で、人間の細胞ですから、1日4錠の大量服用で攻められたら、頑張って防御するでしょう。薬に負けないように、がんが増殖して大きくなることだってあります。それはがんをよりいっそう悪性化させてしまうことだから、少量の服用から始めて、がんを騙《だま》し騙し、そうっと退治していく治療方法をとります。そうすれば副作用も少ないです。

このように、がんを監視しながら薬の量を調節していくと、がんが治ったりする。治らないまでも、がんが小さくなったり、進行して大きくならずに落ち着いてくるという治療効果が出ることがある。こうなれば患者さんは前立腺がんと一緒に生きてゆくことができる。がんと共存して、自分の人生を全うできる。

もちろん、こういう治療が絶対に有効だとは言えません。そもそも悪性の腫瘍の治療は、いかなる治療方法をとっても、がんの種類や性質はもちろん、患者さんの年齢や体質や健康状態、日常生活や習慣、さらにはっきり言えば最終的に患者さんのもっている運命に左右される現実があります。治療をうけて命をつなぐのも宿命ですし、治療の甲斐《かい》がないのも宿命です。人間は宿命から逃れられません。

こうして書《か》き綴《つづ》ってきた考えと姿勢を大切にして、医者という仕事を40年ほど続けてきました。この本、『本当はこわい排尿障害』はそのひとつの結論です。排尿障害で悩み苦しんでいる患者さんへ、ぜひ伝えたい医療情報だと思ったのです。

自分ひとりの意見とその治療経験をお伝えするのは、たしかに勇気がいることでしたが、この本に書いたことは、すべて私の目の前で起きた事実です。事実だから伝えなくてはならない、そう思ったのです。

明日も朝から、天職であるおしっこの医者として、命あるかぎり患者さんに真正面から向き合っていきたいと思います。

＊1　勝岡洋治訳『前立腺肥大症日常診療マニュアル（改訂第3版）』医学図書出版、2014年

おわりに

私が住宅街のなかに小さなクリニックを開いて28年がすぎました。

来院された患者さんは3万7000人を超えました。専門とする泌尿器科の患者さんもいれば、地域の診療所ですから一般的な風邪やケガの患者さんも多くいます。聞いたことがない初めて診る病気の患者さんが来院されることもあります。

私は特定の宗教を信じる者ではありませんが、すべての患者さんは「神さま」が私につかわした「天使」だと思っています。人間がひとりひとり違うように、同じ病気の患者さんでも、症状や悩みと苦しみはひとりひとり違うのだということを、患者さんたちが教えてくれるからです。

この当たり前の人間の根本法則に気がついたとき私はあらためて、ひとりひとりの患者さんと真正面から向き合い、病気を治す医者になりたいと思いました。そして「病気を診るのではなく人間を診る」を座右の銘としました。

難治性の病気や謎の病気を患っている患者さんを診るときには、神さまから「この病気の本質と治療方法をみつけてみろ」という使命を与えられたと思っています。すなわち医者という仕事をする者を医者たらしめているのは患者さんなのです。


この『本当はこわい排尿障害』は、そのような毎日の診療のなかで考え治療したことをまとめた本です。この本を読んで頭のなかに感嘆符「！」が立った患者さんがいらしたら、きっと貴方は私が考え治療してきた排尿障害で悩み苦しまれている人でしょう。いまかかっている主治医に、この本の内容を話して、できれば読んでいただいて、治療方針をほんのちょっと変えてもらえば、よい結果がでるはずです。この本が多くの排尿障害の患者さんの光明になることを信じています。

しかしながら、そんな私の考えは、医学界からみれば、とてもマイナーです。少数意見というのか、偏屈な開業医の「独り言」だと言われても仕方がない現実があります。それも現実ですので、私ひとりの微々たる力でどうなるものでもないことはわかっています。

ただし、私以外にも、常識にとらわれず、各分野の病気の本質を見極め、さまざまな診断法や治療法に専念し、患者さんを救済しようとする医者がたくさん存在します。患者さんが、そのような医者に出会えることを切に希望します。

まるで一人前のような口ぶりの私ですが、数年前に慢性腎不全という病気になり、週3回4時間ずつの血液透析をしながら命をつないでいます。

外科の泌尿器科医である私にとって腎臓内科は専門外ですが、それでも泌尿器科医は腎臓の病気を治す医者です。それなのに神さまは皮肉たっぷりのハードな冗談を私に課しています。患者さんからは「医者の不養生」とまで言われて情けない思いをしました。見方を変えれば「もっと患者さんの立場になって病気をいっそう深く考えろ」という私への試練かもしれません。

私のこうした考え方に興味を抱かれ出版を決めてくださった集英社新書編集部の西潟龍彦さんと、出版を勧めてくださったノンフィクション作家の中部博さんに心より御礼を申し上げます。

そして、私が出会った、すべての患者さん、諸先生、医療関係者、クリニックのスタッフに深く感謝いたします。私を支えてくれる家族に深く感謝いたします。その人たちとの出会いがなければ、今日の私は存在していません。

患者さんたちのご協力を得て、私がひとり語るのではなく、患者さんたちの悩みと苦しみの声をまじえて、読者のみなさまへ語りかける本にしたかった。そのような本になっていればうれしく思います。

高橋知宏（たかはし ともひろ）

一九五二年、東京都出身。日本泌尿器科学会専門医。東京慈恵会医科大学卒業後、大学病院、救急病院などを経て、一九九〇年に東京・大田区に高橋クリニックを開業。その独自の治療法を求め、全国から年間約一千人の患者が「排尿障害」の治療に訪れる。著書に『もうおしっこで悩まない――切れの悪い尿は怖い病気のシグナルだった!!』（ハート出版）。

集英社新書〇九六三I

本《ほん》当《とう》はこわい排《はい》尿《にょう》障《しょう》害《がい》

二〇一九年一月二二日 第一刷発行

著者……高橋《たかはし》知宏《ともひろ》

発行者……茨木政彦

発行所……株式会社集英社

東京都千代田区一ツ橋二-五-一〇 郵便番号一〇一-八〇五〇

電話 〇三-三二三〇-六三九一（編集部）

〇三-三二三〇-六〇八〇（読者係）

〇三-三二三〇-六三九三（販売部）書店専用

装幀……原 研哉

印刷所……凸版印刷株式会社

製本所……株式会社ブックアート

定価はカバーに表示してあります。

ISBN 978-4-08-721063-7 C0247

Printed in Japan

堀田善衞を読む 世界を知り抜くための羅針盤
池澤夏樹／吉岡 忍／鹿島 茂／大髙保二郎／
宮崎 駿／高志の国文学館・編　0952-F
堀田を敬愛する創作者たちが、その作品の魅力や、今に通じる『羅針盤』としてのメッセージを読み解く。

母の教え 10年後の『悩む力』
姜尚中　0953-C
大切な記憶を見つめ、これまでになく素直な気持ちで来し方行く末を存分に綴った、姜尚中流の〝林住記〟。

限界の現代史 イスラームが破壊する欺瞞の世界秩序
内藤正典　0954-A
スンナ派イスラーム世界の動向と、ロシア、中国といった新「帝国」の勃興を見据え解説する現代史講義。

三島由紀夫 ふたつの謎
大澤真幸　0955-F
最高の知性はなぜ「愚か」な最期を選んだのか？ 全作品を徹底的に読み解き、最大の謎に挑む。

写真で愉しむ 東京「水流」地形散歩
小林紀晴／監修・解説 今尾恵介　0956-D
旅する写真家と地図研究家が、異色のコラボで地形の原点に挑戦！ モノクロの「古地形」が哀愁を誘う。

除染と国家 21世紀最悪の公共事業
日野行介　0957-A
原発事故を一方的に幕引きする武器となった除染の真意を、政府内部文書と調査報道で気鋭の記者が暴く。

中国人のこころ 「ことば」からみる思考と感覚
小野秀樹　0958-B
中国語を三〇年以上研究してきた著者が中国人に特有の思考様式や発想を分析した、ユーモア溢れる文化論。

慶應義塾文学科教授 永井荷風
末延芳晴　0959-F
「性」と「反骨」の文学者、その教育者としての実像と文学界に与えた影響を詳らかにした初めての評論。

一神教と戦争
橋爪大三郎／中田 考　0960-C
西欧思想に通じた社会学者とイスラーム学者が、衝突の思想的背景に迫り、時代を見通す智慧を明かす。

安倍政治 100のファクトチェック
南 彰／望月衣塑子　0961-A
第二次安倍政権下の発言を○、△、×で判定。誰がどのような「嘘」をついたかが、本格的に明らかになる！